A Alquimia da Sexualidade Magnética

A Alquimia da Sexualidade Magnética

Despertando o Poder Transformador da Energia Sexual

Risolene Costard

Título: A Alquimia da Sexualidade Magnética

Autora: Risolene Costard

Dados Internacionais de Catalogação na Publicação (CIP)
(Câmara Brasileira do Livro, SP, Brasil)

Costard, Risolene
A alquimia da sexualidade magnética : despertando o poder transformador da energia sexual / Risolene Costard. -- São Paulo : Ed. da Autora, 2024.

ISBN 978-65-01-15671-2

1. Autoconhecimento 2. Sexualidade feminina 3. Transformação (Psicologia) I. Título.

24-227963 CDD-155.3

Índices para catálogo sistemático:

1. Sexualidade : Aspectos psicológicos 155.3

Eliete Marques da Silva - Bibliotecária - CRB-8/9380

Dedico este livro à todas as mulheres que querem aprender sobre a sua sexualidade, sensualidade e como aumentar o fogo sagrado.

AGRADECIMENTOS

Agradeço a Deus pela vida e oportunidade de fazer parte de uma jornada incrível que é viver.

Agradeço aos meus pais que me trouxeram para essa jornada e cuidaram para eu chegasse até aqui.

Agradeço às minhas filhas que são minha inspiração de vida, de força e vigor para lutar todos os dias por um dia melhor.

Agradeço ao meu marido que sempre esteve ao meu lado me apoiando, me dando forças para seguir e cuidando de mim sempre.

E aos meus queridos amigos que sempre estiveram na minha jornada, trazendo alegrias e cores para as batalhas diárias rumo ao sucesso.

Aos meus clientes, também, porque sem eles esse livro não teria sido escrito, pois foi por causa deles que eu pensei em fazer essa escrita.

E a todos os leitores, que desejo de coração que façam bom uso do que falo aqui, e que esse seja apenas um ponto de pesquisa para adentrarem nesse universo infinitamente colorido, e preencham suas vidas com as cores que vão criar em seus negócios.

Prefácio

Quando a Risolene Costard me convidou para escrever o prefácio de "A Alquimia da Sexualidade Magnética", senti-me imediatamente honrada e, ao mesmo tempo, desafiada. Como poderia eu, em poucas palavras, fazer justiça a uma obra tão profunda e transformadora? No entanto, ao mergulhar nas páginas deste livro, percebi que estava diante de algo verdadeiramente revolucionário – um farol de luz em um mundo que ainda luta para compreender e celebrar plenamente a sexualidade feminina.

Ela não apenas escreveu um livro; ela criou um portal para uma nova forma de ser e existir como mulher no mundo. Com uma rara combinação de sabedoria ancestral e insights contemporâneos, nos guia através de uma jornada de autodescoberta sexual que transcende o meramente físico, tocando as profundezas de nossa psiquê e a vastidão de nosso potencial espiritual.

O que torna esta obra verdadeiramente notável é a forma como utiliza da experiência clínica para a cura e empoderamento de tantas mulheres. Cada página ressoa com autenticidade, compaixão e um profundo entendimento das complexidades da sexualidade feminina. Ela teoriza sobre a sexualidade magnética, e por conhecer essa transformação, nos oferece um mapa detalhado para nossa própria evolução.

Neste livro, você encontrará muito mais do que técnicas e exercícios (embora estes sejam abundantes e incrivelmente valiosos). Risolene nos convida a questionar profundamente nossas crenças sobre sexualidade, prazer e poder feminino. Ela desafia corajosamente os tabus e as limitações impostas pela sociedade, abrindo caminho para uma expressão sexual que é ao mesmo tempo poderosa e sagrada.

À medida que você avança pelas páginas, prepare-se para ser desafiada, inspirada e, acima de tudo, transformada. As práticas e insights compartilhados aqui têm o potencial de catalisar mudanças profundas não apenas em sua vida sexual, mas em todos os aspectos de sua existência. Risolene nos mostra que, quando abraçamos plenamente nossa sexualidade magnética, nos tornamos criadoras mais poderosas, líderes mais eficazes e seres humanos mais integrados.

Como mulher e como profissional dedicada ao empoderamento feminino, não posso enfatizar o suficiente a importância deste trabalho. Em um mundo que busca diminuir ou controlar a sexualidade feminina, "A Alquimia da Sexualidade Magnética" surge como um grito de libertação e uma chamada ao despertar.

Este livro é mais do que uma leitura; é um convite para uma jornada de autodescoberta e transformação. É um testamento do poder inato que reside dentro de cada mulher – um poder que, quando plenamente realizado, tem o potencial de não apenas mudar vidas individuais, mas de transformar o mundo.

Ao embarcar nesta jornada com Risolene Costard, prepare-se para despertar a deusa dentro de você, para reclamar seu poder sexual e para experimentar a vida com uma intensidade e alegria renovadas. Este não é apenas um livro sobre sexo; é um manual para viver uma vida plena, apaixonada e magneticamente poderosa.

Nirian Queiroz
Magnetista e Terapeuta Integrativa
São Paulo, SP

Sobre a autora

Risolene Costard é terapeuta integrativa, atuando há mais de uma década em clínica, e encontrou no campo da sexualidade feminina e do empoderamento pessoal um caminho para promover às mulheres uma vida bela, mais leve e criativa. Sua experiência clínica dedicada ao atendimento de mulheres tem se destacado como um cuidado importante e inovador na intersecção entre sexualidade, psicologia e espiritualidade.

A jornada de Risolene para se tornar uma especialista em sexualidade magnética começou com a cura de suas clientes em consultório. Por ter ajudado a transformar traumas, crenças limitantes e auxiliar mulheres a tomarem as rédeas da própria vida, seu trabalho autentico, de compaixão e empatia, traz um entendimento íntimo dos desafios enfrentados por muitas mulheres em sua jornada de cura e empoderamento sexual.

Ao longo de sua carreira, Risolene tem aplicado técnicas inovadoras para o tratamento de traumas sexuais, disfunções sexuais e bloqueios emocionais relacionados à sexualidade. Sua metodologia única, que ela denomina "Terapia de Reconexão Sexual", tem ajudado muitas mulheres a superarem limitações, descobrirem seu poder pessoal e cultivarem uma relação saudável e empoderada com sua sexualidade.

Além de sua prática clínica privada em São Paulo, Risolene é palestrante, conduzindo workshops, encontros, oficinas e retiros para mulheres. Ela é fundadora do "Encontro Sexualidade Magnética Feminina", que é uma comunidade online que oferece suporte e recursos para mulheres em sua jornada de autodescoberta sexual e espiritual. Este projeto é um movimento crescente, conectando mulheres de diversas culturas em um espaço seguro para exploração e crescimento.

Risolene Costard é também uma pesquisadora ativa no campo da sexualidade feminina, trabalhando para trazer práticas antes consideradas alternativas ou esotéricas, e compartilha sua visão sobre sexualidade saudável, relacionamentos e empoderamento feminino.

Como autora, Risolene Costard estreia com "A Alquimia da Sexualidade Magnética", uma obra que sintetiza anos de pesquisa, prática clínica e crescimento pessoal. Este livro representa não apenas o ápice de sua carreira até o momento, mas também um presente para todas as mulheres que buscam uma conexão mais profunda com sua sexualidade e seu poder pessoal.

Mãe de duas filhas e avó de uma linda menina, Risolene vive o que prega, equilibrando sua carreira com a vida familiar plena e uma prática espiritual diária. Ela é um exemplo vivo do potencial transformador da sexualidade magnética, irradiando uma presença que inspira e empodera todos ao seu redor.

Com "A Alquimia da Sexualidade Magnética", Risolene não apenas compartilha seu conhecimento, mas também estende um convite a todas as mulheres para despertarem seu poder interior, curarem feridas antigas e manifestarem uma vida de paixão, propósito e plenitude. Seu trabalho continua a inspirar uma nova geração de mulheres a abraçarem sua sexualidade como uma fonte de poder, cura e transformação pessoal.

Introdução

Bem-vinda ao fascinante mundo da Sexualidade Magnética, um caminho transformador que une os reinos do prazer físico, do poder pessoal e da expansão espiritual. Nesta jornada, você descobrirá que sua sexualidade é muito mais do que uma simples função biológica ou fonte de prazer momentâneo - é uma força vital poderosa, capaz de catalisar profundas mudanças em todas as áreas de sua vida.

A Alquimia da Sexualidade Magnética não é apenas sobre atrair parceiros ou intensificar experiências sexuais, embora estes sejam certamente benefícios notáveis. Trata-se, em sua essência, de despertar e cultivar conscientemente sua energia sexual, transformando-a em um recurso inesgotável de vitalidade, criatividade e poder pessoal. É um convite para explorar as profundezas de seu ser sexual, desmantelar crenças limitantes, e emergir como uma expressão radiante e magnética de sua verdadeira essência.

Mergulharemos nas antigas sabedorias do Tantra, do Taoísmo e de outras tradições esotéricas, combinando-as com insights modernos da psicologia, neurociência e estudos de energia sutil. Você aprenderá técnicas práticas para despertar e circular sua energia sexual, métodos para expandir sua capacidade de prazer, e práticas para transformar sua sexualidade em uma força de cura e transcendência.

Ao longo destas páginas, abordaremos temas como o despertar da energia Kundalini, a arte da manifestação sexual, a expansão orgástica, e o cultivo de uma presença magnética irresistível. Exploraremos como integrar sua sexualidade com sua espiritualidade, como usar sua energia sexual para potencializar sua criatividade e sucesso profissional, e como criar relacionamentos mais profundos e satisfatórios.

É importante notar que a jornada da Sexualidade Magnética é profundamente pessoal e transformadora. Ela exigirá sua coragem, sua abertura e seu compromisso. Você será convidada a questionar velhos padrões, a enfrentar medos e bloqueios, e a abraçar aspectos de si mesma que talvez tenham sido negligenciados ou reprimidos. Mas as recompensas são imensuráveis – uma vida mais vibrante, relacionamentos mais ricos, uma conexão mais profunda consigo mesma e com o universo.

Quer você seja nova neste caminho ou já tenha experiência com práticas sexuais esotéricas, este guia oferece insights e técnicas para todos os níveis. Lembre-se, não há uma maneira "certa" ou "errada" de explorar sua Sexualidade Magnética. Cada jornada é única, e você é encorajada a confiar em sua intuição, respeitar seus limites e adaptar as práticas às suas necessidades individuais.

Prepare-se para despertar o poder adormecido dentro de você, para liberar seu magnetismo natural e para experimentar a vida com uma intensidade e uma alegria renovadas. A Sexualidade Magnética não é apenas sobre sexo – é sobre viver plenamente, amar profundamente e manifestar seus desejos mais profundos. É sobre se tornar a versão mais radiante, poderosa e autêntica de si mesma.

Bem-vinda à revolução da Sexualidade Magnética. Sua jornada para uma vida de paixão, poder e propósito começa agora.

Boa leitura!

Sumário

O que é Sexualidade Magnética

A Sexualidade Magnética é um conceito que engloba a capacidade de uma pessoa, de atrair, cativar e manter o interesse de potenciais parceiros através de sua presença, energia e expressão sexual. Vai além da mera atração física, incorporando aspectos emocionais, psicológicos e energéticos da sexualidade.

Este conceito baseia-se na ideia de que cada indivíduo possui uma "energia sexual" ou "magnetismo sexual" que pode ser cultivado, amplificado e direcionado conscientemente. A Sexualidade Magnética não se trata apenas de sedução, mas de um estado de ser que irradia confiança, sensualidade e poder pessoal. Engloba uma série de características, habilidades e estados de ser que, quando combinados, criam uma presença sexualmente atraente e carismática.

Por ser um conceito complexo e multifacetado, e por englobar aspectos físicos, emocionais, psicológicos e energéticos da sexualidade feminina, o desenvolvimento da Sexualidade Magnética oferece um caminho para o empoderamento sexual, maior satisfação nos relacionamentos e uma expressão mais plena e autêntica da sexualidade.

Pode ser definida como: "Um estado de consciência e expressão sexual elevado, caracterizado por uma profunda conexão com a própria energia sexual, resultando em uma presença carismática e atraente que naturalmente cativa a atenção e o interesse dos outros". É a expressão consciente da manifestação harmoniosa e integrada do autoconhecimento sexual, a confiança, a energia vital e habilidades interpessoais, combinada com uma compreensão intuitiva que se traduz em uma aura de atração magnética.

As Características-chave da Sexualidade Magnética incluem:

1. Autoconfiança elevada em contextos sexuais e sociais
2. Capacidade de criar e manter tensão sexual
3. Compreensão profunda da própria sexualidade e desejos
4. Habilidade de ler e responder a sinais sutis de atração
5. Presença marcante e cativante
6. Equilíbrio entre vulnerabilidade e força
7. Comunicação clara e assertiva de desejos e limites

Conceitos Fundamentais

Para entender a Sexualidade Magnética, é crucial compreender alguns conceitos fundamentais, como a autenticidade sexual, o autoconhecimento e autoconsciência sexual, que nada mais é que compreender a expressão genuína da própria sexualidade, conhecer e aceitar o corpo, seus desejos, limites, valores e potenciais sexuais.

Todas as mulheres, em algum momento de suas vidas, passaram por algum tipo de bloqueio emocional quanto à sexualidade, e essa experiência criou em seu subconsciente algumas crenças limitantes que com o passar do tempo se tornaram profundamente arraigadas, inibindo e até mesmo interferindo na sua capacidade de vivenciar e expressar completamente a sua sexualidade.

Por vivermos uma era patriarcal, as mulheres se tornaram submissas, proibidas de expressar sua sexualidade. Com essa cultura castradora, a mulher aprendeu que ser livre sexualmente não é algo belo ou valorizado, mas algo a ser escondido, reprimido e negado, como se fosse feio, perigoso e até pior que isso. As próprias mulheres não falavam entre si nas famílias, e algumas nem com amigas, por medo, vergonha e tabu.

Para uma mulher expressar sua liberdade de ter desejos sexuais era e ainda é algo muito velado. As mulheres que se tornaram livres passaram por todos os tipos de preconceitos e exclusão, pelas próprias mulheres da sociedade, que não tinham coragem de assumir sua feminilidade.

Por muitos séculos a relação sexual para a mulher referia-se a rituais e comportamentos de acasalamento, para procriação, e a atração se dava por feromônios, que são substâncias químicas liberadas pelo organismo que afeta o comportamento ou fisiologia do parceiro.

Felizmente estamos evoluindo também nessa área, e a mulher não tem mais a necessidade de se tornar objeto de desejo para o parceiro, mas conscientemente, um indivíduo livre, com seus próprios desejos e expressão genuína da própria sexualidade.

A partir de então, surge a necessidade de compreender profundamente o próprio corpo, seus limites, seus valores, seus potenciais, seu charme e carisma para criar um campo eletromagnético que pode atrair a pessoa desejada, por haver construído uma confiança em relação a sua própria sexualidade.

A mulher que tem a capacidade e a habilidade de expressar seus desejos, seus limites e suas intenções de forma clara, assertiva e sedutora, torna-se uma pessoa sexualmente atraente e magnética para os outros. Ela passa a ter um alto nível de consciência corporal e controle sobre as próprias expressões físicas e não-verbais.

Com o uso dessa inteligência emocional sexual a mulher é capaz de compreender e navegar pelas próprias emoções, inclusive as dos outros, em contextos sexuais e românticos, com a habilidade de gerar, circular e direcionar conscientemente a energia sexual.

Assim, tornando-se capaz de construir uma intimidade emocional com o intuito de adquirir compreensão profunda e significativa de um relacionamento íntimo e, também, diferentes aspectos de comunicação não verbal, elevando o nível de consciência, ao ponto da sublimação sexual, que é um processo de canalizar energia sexual para atividades criativas e não sexuais.

Esta técnica visa transformar e elevar o desejo sexual para atividades de ordem superior, em que se utiliza da energia sexual para criar novas realidades, conquistas e realizações, principalmente no âmbito profissional.

Isso é possível através da postura de presença magnética, que é uma habilidade de estar totalmente presente no momento, emanando uma energia focada e intensa que atrai a atenção para o que se deseja manifestar e realizar. E também, pelo conceito de sexualidade magnética, que é saber usar a energia mental e vibração focadas para atrair conscientemente as conexões que desejar.

A Sexualidade Magnética não é apenas sobre atração física ou técnicas de sedução, mas sim um estado holístico de ser que integra aspectos físicos, emocionais, mentais e energéticos da sexualidade. É uma forma de presença que não apenas atrai os outros, mas também enriquece a própria experiência de vida da pessoa, promovendo maior satisfação sexual, conexões mais profundas e um senso geral de empoderamento.

Importante ressaltar que a Sexualidade Magnética é ética e respeitosa, sempre operando dentro dos limites do consentimento mútuo e do respeito pelos outros. Não se trata de manipulação ou coerção, mas de uma expressão autêntica e poderosa do próprio ser sexual que naturalmente atrai e inspira os outros.

Esta forma de sexualidade é dinâmica e em constante evolução, refletindo o crescimento pessoal e as experiências de vida do indivíduo. É tanto uma jornada de autodescoberta quanto uma prática contínua de autoexpressão e conexão com os outros.

Princípios da Energia Sexual

Os princípios da energia sexual formam a base fundamental da Sexualidade Magnética, representando uma força vital poderosa e multifacetada que transcende a mera função reprodutiva. Esta energia, frequentemente referida como "kundalini" nas tradições orientais, é concebida como uma corrente dinâmica que flui através do corpo, capaz de ser cultivada, direcionada e transmutada para diversos fins.

Os princípios fundamentais incluem a circulação consciente desta energia através de práticas como meditação e exercícios de respiração, a sua transmutação em formas criativas e espirituais, o equilíbrio entre expressão e contenção, e a consciência aguçada de sua presença e manifestações no corpo. Compreender estes princípios permite uma conexão mais profunda com o próprio ser sexual, facilitando uma expressão mais autêntica e poderosa da sexualidade.

A aplicação prática destes princípios da energia sexual pode transformar profundamente diversos aspectos da vida. No âmbito pessoal, o cultivo consciente desta energia pode levar a uma vitalidade aumentada, maior clareza mental e um senso mais profundo de bem-estar geral. Em relacionamentos íntimos, a circulação e troca consciente de energia sexual pode intensificar a conexão emocional e física, elevando a experiência sexual a níveis transcendentais.

No campo profissional e criativo, a transmutação desta energia pode impulsionar a produtividade, inspiração e carisma pessoal. Práticas como a yoga tântrica, exercícios de respiração específicos e técnicas de visualização são ferramentas poderosas para aplicar estes princípios, permitindo uma integração harmoniosa da sexualidade em todos os aspectos da vida, resultando em uma presença magnética que naturalmente atrai e inspira os outros.

A energia sexual é o combustível da Sexualidade Magnética. Compreender e trabalhar com esta energia é fundamental para desenvolver um magnetismo sexual poderoso. Por ser uma energia que está vibrando constantemente, ela não deve ficar estagnada, ou seja, deve estar em circulação, em movimento, e para isso as práticas de respiração, meditação e yoga mantém essa energia circulando no corpo.

A importância dessa energia ser transmutada, transformada ou direcionada para outros aspectos da vida, como criatividade e vitalidade, possibilita manter o equilíbrio saudável entre expressão e contenção da energia sexual, e isso pode, inclusive, ser uma poderosa ferramenta para criar conexões profundas com o parceiro, podendo ter efeitos terapêuticos, ajudando a curar traumas passados e bloqueios emocionais.

Para desenvolver a Sexualidade Magnética, é necessário um trabalho consciente e contínuo de autoconhecimento, aceitação e expressão autêntica da própria sexualidade. Isso envolve não apenas práticas físicas, mas também um profundo trabalho emocional e psicológico.

É importante lembrar que a Sexualidade Magnética não é sobre manipulação ou coerção, mas sim sobre cultivar uma presença autêntica e poderosa que naturalmente atrai os outros.

Manifestações da Sexualidade Magnética

A Sexualidade Magnética se manifesta de diversas formas na vida cotidiana e nas interações sociais, principalmente pela linguagem não verbal.

As manifestações da Sexualidade Magnética são um fenômeno sutil que permeia diversos aspectos da presença e interação de uma pessoa. Esta qualidade magnética se expressa primordialmente através de uma linguagem corporal refinada e consciente, caracterizada por uma postura ereta e aberta que transmite confiança sem arrogância, movimentos fluidos que denotam graciosidade e autodomínio, e um olhar penetrante capaz de estabelecer conexões profundas sem palavras. A voz torna-se um instrumento poderoso de sedução, modulada com precisão para criar nuances de intimidade e mistério, enquanto o estilo pessoal evolui para uma expressão autêntica de sensualidade que transcende modismos, refletindo a harmonia interior que é irresistivelmente atraente.

Além dessas manifestações físicas, a Sexualidade Magnética se revela de maneira mais etérea através de uma presença energética palpável. Indivíduos que cultivaram esta qualidade parecem irradiar um campo de atração que cativa a atenção e o interesse dos que os cercam, criando uma atmosfera carregada de possibilidades e antecipação.

Esta energia não é meramente sexual, mas uma força vital que energiza e inspira, elevando o humor e a vitalidade de todo o ambiente. A comunicação verbal e não-verbal se funde em uma dança sutil de insinuações e reticências, onde cada palavra e gesto carrega camadas de significado, criando uma tensão deliciosa e um senso de conexão profunda.

Em sua expressão mais refinada, a Sexualidade Magnética se manifesta como uma presença que é simultaneamente poderosa e vulnerável, misteriosa e acessível, criando um magnetismo irresistível que atrai não apenas potenciais parceiros românticos, mas inspira e energiza todos ao seu redor.

Linguagem Corporal

O corpo fala, portanto, manter a postura ereta e aberta, transmite confiança e receptividade. Os movimentos devem ser fluidos e graciosos, indicando conforto com o próprio corpo, e o contato visual intenso e significativo, criando conexão e intimidade. As expressões faciais sutis e sedutoras, como o "olhar de lado" ou o "sorriso Mona Lisa".

Voz e Comunicação Verbal

Usar um tom de voz modulado e sedutor, com variações de ritmo e volume, com uso consciente de pausas e silêncios para criar tensão e expectativa. A escolha de palavras que evocam sensualidade e intimidade demonstra uma habilidade de contar histórias de forma cativante e envolvente.

Estilo Pessoal

Criar uma "marca" pessoal, a escolha de roupas e acessórios que realçam a sensualidade natural, para provocar atenção aos detalhes sensoriais, como perfumes e texturas, expressão de individualidade através do estilo, evitando clichês e adaptabilidade do estilo a diferentes contextos, mantendo a essência sensual.

Presença Energética

É a capacidade de "preencher o ambiente" com a própria energia, a habilidade de criar um "campo magnético" que atrai as pessoas e transmite calma e segurança, mesmo em situações de tensão. Essa capacidade de elevar o humor e a energia dos que estão ao redor registram a presença magnética na memória das pessoas.

Integração da Sexualidade Magnética na Vida Cotidiana

A verdadeira mestria da Sexualidade Magnética envolve sua integração harmoniosa em todos os aspectos da vida, como:

Carreira e Liderança

Fazer uso do carisma sexual para inspirar e motivar equipes, com aplicação da confiança sexual em negociações e apresentações, a utilização da energia sexual para aumentar a criatividade e produtividade, utilizando a ética das dinâmicas de poder sexual no ambiente de trabalho.

Saúde e Bem-estar

O uso da energia sexual para promover cura e vitalidade é a prática do autocuidado sensual como parte da rotina diária, com integração da consciência sexual na alimentação e exercícios, explorando a conexão entre saúde sexual e saúde geral.

Criatividade e Expressão Artística

A canalização da energia sexual para projetos criativos é o melhor uso da sensualidade como fonte de inspiração artística. As expressões da Sexualidade Magnética através de diferentes formas de arte exploram o melhor da relação entre êxtase sexual e êxtase criativo.

Espiritualidade e Crescimento Pessoal

A integração da sexualidade na prática espiritual pessoal, por meio do uso da energia sexual para potencializar meditações e visualizações, é a mais sublime das explorações da sexualidade, como caminho para o autoconhecimento e desenvolvimento de uma visão sagrada e holística da sexualidade.

Desenvolvimento da Sexualidade Magnética

O desenvolvimento da sexualidade magnética inicia-se com um profundo processo de autoconhecimento e aceitação. Este estágio fundamental envolve uma exploração minuciosa do próprio corpo, mente e emoções em relação à sexualidade, o que inclui conhecer no corpo suas zonas erógenas e respostas sexuais. A aceitação da imagem corporal, aprendendo a amar o próprio corpo e trabalhando a autoimagem, independentemente de padrões externos. Compreender e saber identificar e aceitar os próprios desejos e fantasias sexuais sem julgamento, reconhecendo limites, entendendo e respeitando os próprios limites sexuais e emocionais.

As práticas como a meditação corporal, onde se dedica tempo para sentir e reconhecer cada parte do corpo sem julgamento, são essenciais. Igualmente importante é o exame honesto dos próprios desejos, fantasias e limites sexuais, muitas vezes através de exercícios de *journaling* erótico ou terapia sexual. A aceitação vem com o reconhecimento e a celebração da própria singularidade sexual, abraçando tanto as características consideradas atraentes quanto aquelas percebidas como imperfeições. Este *processo* de autoaceitação frequentemente envolve a desconstrução de crenças limitantes sobre sexualidade, muitas vezes adquiridas através da educação ou experiências passadas. À medida que o indivíduo desenvolve uma relação mais compassiva e amorosa com seu ser sexual, a base para uma sexualidade magnética autêntica é estabelecida.

Desenvolver a confiança sexual envolve uma comunicação assertiva, saber expressar desejos, necessidades e limites de forma clara e confiante. Aprender a usar uma linguagem corporal que transmita confiança e sensualidade. Permitir ser autêntica e expressar a sexualidade de forma genuína, sem medo de julgamentos, trabalhando ativamente para superar medos e inseguranças relacionados à sexualidade.

A confiança e expressão sexual são cultivadas como uma extensão natural do autoconhecimento e aceitação. Este estágio envolve o desenvolvimento da coragem para expressar autenticamente os próprios desejos e limites, tanto verbalmente quanto através da linguagem corporal. Práticas como a dança expressiva, o teatro e exercícios de comunicação assertiva podem ser ferramentas poderosas neste processo. A confiança sexual também é nutrida através da exposição gradual a situações que desafiam a zona de conforto, sempre respeitando os limites pessoais. Isto pode incluir participar de workshops de sexualidade, explorar novas formas de prazer pessoal, ou simplesmente praticar o flerte de maneira respeitosa e autêntica. A expressão sexual magnética não é sobre performar ou imitar um ideal externo, mas sobre permitir que a própria essência sexual única flua livremente, com confiança e sem apologias.

O cultivo da energia sexual é um aspecto crucial no desenvolvimento da sexualidade magnética. Este processo envolve aprender a reconhecer, circular e direcionar conscientemente a energia sexual no corpo. O manejo consciente da energia sexual pode ser alcançado através Práticas tântricas, como exercícios de respiração específicos e visualizações, são frequentemente utilizadas para este fim. A técnica da "respiração ovariana" para mulheres, por exemplo, foca na circulação da energia dos ovários para todo o corpo, aumentando a vitalidade geral. O cultivo da energia sexual também envolve práticas de contenção e transmutação, onde se aprende a não dissipar toda a energia sexual através do orgasmo, mas a canalizá-la para outros aspectos da vida, como criatividade ou cura. Exercícios físicos que fortalecem o assoalho pélvico, como os de Kegel, também desempenham um papel importante neste processo, aumentando a sensibilidade e o controle sobre a energia sexual.

O desenvolvimento da presença e do carisma é o estágio onde a sexualidade magnética começa a se manifestar de forma mais evidente no mundo exterior. Este processo envolve o refinamento da consciência corporal e da linguagem não-verbal, aprendendo a ocupar o espaço com confiança e graça. Práticas de mindfulness e técnicas de atuação podem ser úteis para desenvolver uma presença mais impactante. O carisma sexual é cultivado através do desenvolvimento de habilidades de conexão emocional profunda, aprendendo a estar totalmente presente e engajado em cada interação. Isto pode envolver práticas como o "olhar da alma", onde se mantém contato visual prolongado com um parceiro, ou exercícios de escuta ativa que aprofundam a intimidade emocional. O desenvolvimento do carisma também inclui o cultivo de uma aura de mistério e intriga, aprendendo a dosar a revelação e a retenção de informações pessoais de maneira que mantenha o interesse e a curiosidade dos outros. Em última análise, a presença magnética e o carisma sexual surgem da integração harmoniosa de todos os aspectos anteriores – autoconhecimento, confiança, energia e expressão – resultando em uma presença que naturalmente atrai e inspira os outros.

Desenvolvimento Avançado da Sexualidade Magnética

Para os que desejam aprofundar ainda mais sua Sexualidade Magnética, existem práticas e conceitos mais avançados, como a alquimia sexual, com práticas tântricas avançadas para transformar energia sexual em criatividade e vitalidade, as técnicas de visualização para direcionar a energia sexual para objetivos específicos, os rituais de conexão com a energia sexual cósmica ou universal e a exploração da relação entre sexualidade e espiritualidade.

Domínio Emocional

O desenvolvimento da capacidade de permanecer centrada em situações emocionalmente intensas, e fazer uso de práticas para transformar emoções negativas em energia sexual positiva, possibilita cultivar uma gama ampla de expressões emocionais que podem enriquecer as interações sexuais, com o uso de técnicas que criam e sustentam estados emocionais elevados.

Magnetismo Interpessoal Avançado

Para desenvolvimento de uma "aura de mistério" que intriga e atrai outras pessoas, existem algumas técnicas de "espelhamento avançado" para criar *rapport* instantâneo, e práticas para aumentar a sincronicidade e as "coincidências significativas" nas interações. Essas habilidades possibilitam criar "momentos mágicos" espontâneos em encontros sociais.

Sexualidade Quântica

A exploração da conexão entre sexualidade e física quântica são práticas para criar "entrelaçamento sexual" com parceiros à distância. Essas técnicas de manifestação utilizando energia sexual faz exploração de estados alterados de consciência através de práticas sexuais avançadas.

Benefícios da Sexualidade Magnética

A sexualidade magnética oferece uma miríade de benefícios transformadores, particularmente para as mulheres, começando com um profundo aumento da autoestima e confiança. Ao desenvolver uma conexão íntima com sua própria energia sexual e aprender a expressá-la autenticamente, as mulheres frequentemente experimentam uma mudança radical em sua autopercepção. Esta nova confiança transcende o âmbito puramente sexual, permeando todos os aspectos da vida. Mulheres com sexualidade magnética desenvolvida tendem a se sentir mais seguras em situações sociais e profissionais, expressando suas opiniões com maior assertividade e perseguindo seus objetivos com determinação renovada. Este aumento de confiança também se reflete na imagem corporal, com muitas mulheres relatando uma aceitação e amor próprio mais profundos, independentemente de padrões externos de beleza. A sexualidade magnética, portanto, torna-se uma poderosa ferramenta de empoderamento pessoal, permitindo que as mulheres ocupem seu espaço no mundo com graça e autoridade.

No âmbito dos relacionamentos íntimos, a sexualidade magnética proporciona benefícios significativos. As mulheres que cultivam esta qualidade frequentemente experimentam uma melhoria notável na qualidade e satisfação de suas relações sexuais e românticas. Isso se deve, em parte, à maior capacidade de comunicar desejos e limites de forma clara e confiante, levando a experiências sexuais mais gratificantes e autênticas. Além disso, a presença magnética tende a atrair parceiros que ressoam em um nível mais profundo, facilitando conexões mais significativas e duradouras.

A habilidade de criar e manter tensão sexual de forma consciente pode revitalizar relacionamentos de longo prazo, mantendo viva a chama da paixão e do interesse mútuo. Mulheres com sexualidade magnética desenvolvida também tendem a ter maior facilidade em estabelecer limites saudáveis em seus relacionamentos, garantindo que suas necessidades emocionais e físicas sejam respeitadas e atendidas.

Os benefícios da sexualidade magnética estendem-se significativamente à saúde física e emocional das mulheres. O cultivo consciente da energia sexual está frequentemente associado a um aumento geral da vitalidade e bem-estar. Muitas mulheres relatam uma melhoria na saúde reprodutiva, incluindo ciclos menstruais mais regulares e menos dolorosos, bem como uma redução nos sintomas da menopausa. A prática regular de técnicas de circulação de energia sexual pode contribuir para um sistema imunológico mais forte e níveis reduzidos de estresse e ansiedade. No plano emocional, a sexualidade magnética oferece um caminho para a cura de traumas sexuais passados e a superação de bloqueios emocionais relacionados à intimidade. Muitas mulheres descobrem que, ao se reconectarem com sua essência sexual de forma positiva e empoderada, experimentam uma maior estabilidade emocional, resiliência e uma sensação geral de plenitude e alegria de viver.

A sexualidade magnética pode ter um impacto profundo na expressão criativa e na realização profissional das mulheres, pois ao aprender a canalizar e direcionar sua energia sexual de forma consciente, experimentam um aumento significativo em sua criatividade e produtividade. Isto pode se manifestar em uma maior inspiração artística, soluções inovadoras no trabalho ou uma abordagem mais dinâmica e apaixonada para projetos pessoais. No ambiente profissional, a presença magnética cultivada através do desenvolvimento da sexualidade pode traduzir-se em um carisma poderoso que abre portas e cria oportunidades. Mulheres com sexualidade magnética desenvolvida frequentemente relatam maior facilidade em liderar equipes, negociar com confiança e inspirar os outros com sua visão. Além disso, a integração harmoniosa da sexualidade na identidade geral pode levar a uma sensação mais profunda de propósito e alinhamento na vida, permitindo que as mulheres persigam seus objetivos com paixão e autenticidade, criando uma vida que é verdadeiramente reflexo de seu ser mais profundo e poderoso.

Além dos benefícios já mencionados, a sexualidade magnética oferece às mulheres uma compreensão mais profunda e nuançada de sua própria feminilidade. Este entendimento vai além dos estereótipos culturais, permitindo que cada mulher defina e expresse sua feminilidade de maneira única e autêntica. Há relatos de uma sensação de reconexão com uma sabedoria feminina ancestral, sentindo-se parte de uma linhagem poderosa de mulheres através da história. Esta conexão pode trazer um senso de propósito e responsabilidade, inspirando muitas a se tornarem mentoras e guias para outras mulheres em suas jornadas de autodescoberta sexual.

A sexualidade magnética também tem um impacto significativo na qualidade das amizades e relações platônicas das mulheres. À medida que se tornam mais confortáveis e confiantes em sua energia sexual, muitas mulheres experimentam uma maior autenticidade em todas as suas relações. Isto frequentemente resulta em amizades mais profundas e significativas, baseadas em honestidade e vulnerabilidade mútua. A capacidade de estabelecer limites claros e comunicar-se assertivamente, desenvolvida através do trabalho com a sexualidade magnética, também melhora a qualidade das interações sociais em geral, levando a relações mais satisfatórias e menos conflituosas.

Um benefício menos discutido, mas igualmente poderoso, da sexualidade magnética é seu potencial para catalisar o crescimento espiritual. Muitas mulheres descobrem que, ao se aprofundarem na exploração de sua sexualidade, abrem-se portas para experiências transcendentais e insights profundos sobre a natureza da realidade e sua própria existência. A prática de técnicas como a meditação sexual e os rituais tântricos pode levar a estados alterados de consciência, proporcionando vislumbres de unidade cósmica e conexão divina. Esta dimensão espiritual da sexualidade magnética pode trazer um senso de sacralidade à experiência cotidiana, infundindo até mesmo as tarefas mais mundanas com um senso de propósito e reverência.

O desenvolvimento da sexualidade magnética pode ter um impacto positivo na sociedade como um todo, pois as mulheres que abraçam e expressam sua sexualidade de maneira poderosa e ética desafiam normas sociais restritivas e contribuem para uma cultura mais aberta e saudável em relação à sexualidade. Elas se tornam modelos de empoderamento sexual para outras mulheres e para as gerações mais jovens, ajudando a quebrar tabus e promover conversas mais abertas e honestas sobre sexo e relacionamentos. Além disso, a presença de mulheres sexualmente empoderadas em posições de liderança e influência pode levar a mudanças positivas em políticas e práticas relacionadas à saúde sexual, educação e direitos reprodutivos, beneficiando toda a sociedade.

A sexualidade magnética oferece às mulheres um caminho para uma vida mais plena, autêntica e empoderada. Ela proporciona as ferramentas para navegar o complexo terreno da sexualidade e relacionamentos com graça e sabedoria, ao mesmo tempo em que abre portas para o crescimento pessoal, a realização profissional e a expansão espiritual. À medida que mais mulheres abraçam e desenvolvem sua sexualidade magnética, elas não apenas transformam suas próprias vidas, mas também contribuem para uma mudança cultural mais ampla em direção a uma compreensão mais saudável, equilibrada e celebratória da sexualidade feminina.

Práticas para Desenvolver a Sexualidade Magnética

Para cultivar e aprimorar a Sexualidade Magnética, existem várias práticas que podem ser incorporadas à rotina diária como a Meditação e *Mindfulness* Sexual, que é a meditação focada nos centros de energia sexual (chacras) e os exercícios de visualização para aumentar a consciência corporal, são práticas de *mindfulness* que podem ser realizadas durante as atividades sexuais. A meditação é muito útil para liberar bloqueios emocionais relacionados à sexualidade. Os exercícios físicos como o Yoga, para aumentar a flexibilidade e a conexão corpo-mente, a dança sensual para melhorar a expressão corporal e a confiança, inclusive a prática de Pilates para fortalecer o corpo e melhorar a postura ajudam a aumentar a energia e a vitalidade geral.

As práticas de respiração diafragmática para relaxamento e presença e as técnicas de respiração tântrica para circular a energia sexual, são exercícios incríveis de respiração que auxiliam a intensificar sensações durante o ato sexual. Essas práticas de respiração gerenciam a ansiedade melhoram a qualidade da atividade sexual. O autocuidado e rituais de beleza com massagens sensuais de automassagem, banhos aromáticos para relaxamento e conexão com o corpo e cuidados com a pele como forma de amor próprio e sensualidade, além da escolha consciente de roupas e acessórios que aumentem a confiança.

Meditação de Enraizamento e Conexão com o Chakra Raiz

Esta meditação é fundamental para estabelecer uma base sólida de segurança e conexão com o próprio corpo, essencial para a Sexualidade Magnética.

Prática: Sente-se confortavelmente com as costas retas. Visualize raízes crescendo de sua base da coluna, descendo através do chão, penetrando profundamente na Terra. Respire profundamente, imaginando uma energia vermelha vibrante subindo dessas raízes, preenchendo seu corpo de baixo para cima. A cada exalação, sinta-se mais ancorada e segura em seu corpo. Pratique por 10-15 minutos diariamente.

Meditação de Ativação do Chakra Sacral

Esta prática visa despertar e harmonizar o centro de energia criativa e sexual.

Prática: Deite-se confortavelmente. Coloque as mãos sobre o baixo ventre, logo abaixo do umbigo. Respire profundamente nesta área, visualizando uma luz laranja brilhante se formando e expandindo. Imagine esta luz pulsando em sincronia com sua respiração, irradiando calor e vitalidade por todo o seu corpo. Ao exalar, permita que quaisquer bloqueios ou tensões sejam liberados. Continue por 15-20 minutos.

Meditação de Consciência Corporal Sensual

Esta meditação ajuda a aumentar a sensibilidade e a consciência do próprio corpo, fundamentais para a Sexualidade Magnética.

Prática: Comece deitada confortavelmente. Lentamente, percorra cada parte do seu corpo com sua atenção, dos dedos dos pés até o topo da cabeça. Em cada área, pause e observe as sensações presentes – calor, frio, formigamento, peso. Não julgue, apenas observe. Ao chegar às áreas erógenas, permita-se sentir qualquer sensação de prazer ou excitação sem agir sobre elas. Pratique por 20-30 minutos.

Meditação de Respiração Ovariana

Esta técnica poderosa ajuda a circular e amplificar a energia sexual feminina.

Prática: Sente-se confortavelmente. Coloque as mãos sobre os ovários. Inspire profundamente, imaginando que está puxando energia dourada através dos ovários para o coração. Ao expirar, visualize esta energia se espalhando por todo o corpo. Continue este ciclo por 10-15 minutos, sentindo a energia sexual se acumular e circular.

Meditação do Espelho Sensual

Esta prática ajuda a cultivar amor próprio e aceitação corporal, essenciais para a Sexualidade Magnética.

Prática: Posicione-se nua em frente a um espelho de corpo inteiro. Olhe nos seus próprios olhos e diga em voz alta: "Eu me amo e me aceito completamente". Então, lentamente percorra seu corpo com o olhar, apreciando cada curva, cada marca. Para cada parte do corpo, encontre algo para elogiar ou agradecer. Pratique por 10-15 minutos.

Meditação de Visualização da Deusa Interior

Esta meditação ajuda a conectar-se com o arquétipo da Deusa, amplificando o poder feminino e a sensualidade magnética.

Prática: Feche os olhos e visualize-se como uma Deusa poderosa e sensual. Imagine-se vestida em roupas luxuosas, adornada com joias, irradiando uma luz dourada. Sinta a confiança, o poder e a sensualidade fluindo através de você. Imagine-se caminhando pelo mundo, atraindo olhares de admiração e respeito. Mantenha esta visualização por 15-20 minutos.

Meditação de Cura Sexual

Esta prática é importante para liberar traumas ou bloqueios sexuais passados.

Prática: Deite-se confortavelmente. Visualize uma luz rosa suave envolvendo seu corpo inteiro. Focalize em áreas onde você sente tensão ou dor relacionada a experiências sexuais passadas. Imagine esta luz curando e dissolvendo qualquer energia negativa. Repita mentalmente: "Eu libero todo trauma e dor. Eu me abro para o prazer e o amor". Continue por 20-30 minutos.

Meditação de Manifestação Sexual

Esta meditação ajuda a alinhar suas intenções sexuais com o universo.

Prática: Sente-se em posição de lótus. Visualize claramente o tipo de experiência sexual ou parceiro que deseja atrair. Sinta as emoções associadas a ter esse desejo realizado. Imagine-se vivendo essa realidade agora. Ao expirar, libere essa visão para o universo, confiante de que será manifestada. Pratique por 15-20 minutos.

Meditação do Fogo Interno

Esta meditação visa aumentar o calor interno e a energia sexual, intensificando a presença magnética.

Prática: Sente-se confortavelmente com as pernas cruzadas. Visualize uma pequena chama na base da sua coluna. A cada inspiração, imagine que você está soprando suavemente nessa chama, fazendo-a crescer. A cada expiração, sinta o calor se espalhando pelo seu corpo. Continue até sentir um calor intenso percorrendo todo o seu ser. Pratique por 10-15 minutos, terminando com a visualização deste fogo irradiando de você como uma aura magnética.

Meditação da Lua Crescente

Esta prática sincroniza sua energia com os ciclos lunares, potencializando sua feminilidade magnética.

Prática: Durante a lua crescente, sente-se ao ar livre ou perto de uma janela onde possa ver a lua. Imagine-se absorvendo a luz prateada da lua através do topo da cabeça. Visualize esta luz preenchendo seu útero (mesmo se você não tiver um fisicamente), fazendo-o brilhar como uma lua crescente. Sinta seu poder feminino aumentando com esta luz. Pratique por 15-20 minutos.

Meditação do Prazer Consciente

Esta meditação ajuda a aumentar a consciência sensorial e a capacidade de sentir prazer.

Prática: Deite-se confortavelmente. Comece a tocar suavemente diferentes partes do seu corpo, prestando atenção total às sensações. Não se concentre em áreas tradicionalmente sexuais, mas explore todo o corpo – braços, pernas, rosto, couro cabeludo. Observe como cada toque desperta diferentes sensações. Pratique por 20 minutos, permitindo-se desfrutar plenamente de cada sensação sem julgamento.

Meditação da Voz Sensual

Esta prática ajuda a liberar e amplificar o poder da sua voz, um componente crucial da Sexualidade Magnética.

Prática: Sente-se confortavelmente. Comece fazendo sons baixos e profundos, sentindo a vibração no peito. Gradualmente, mova os sons para a garganta e depois para a cabeça. Experimente com diferentes tons e volumes. Finalmente, vocalize palavras ou frases sensuais, sentindo o poder em sua voz. Pratique por 10-15 minutos.

Meditação do Útero Sagrado

Esta meditação conecta você com o poder criativo e sexual do seu útero, seja ele físico ou energético.

Prática: Deite-se e coloque as mãos sobre o baixo ventre. Visualize seu útero como um caldeirão sagrado, cheio de energia criativa vermelha e dourada. A cada inspiração, imagine esta energia se expandindo. A cada expiração, sinta-a se espalhando pelo corpo. Visualize esta energia nutrindo todos os seus projetos e desejos. Pratique por 15-20 minutos.

Meditação da Deusa Quântica

Esta prática avançada visa expandir sua consciência sexual para além dos limites do corpo físico.

Prática: Sente-se em posição de meditação. Visualize-se como uma Deusa cósmica, seu corpo feito de estrelas e galáxias. Imagine sua energia sexual como ondas de luz colorida emanando de você, se estendendo pelo universo. Sinta-se conectada a toda a existência através desta energia. Explore esta vastidão por 20-30 minutos.

Meditação da Alquimia Sexual

Esta meditação ajuda a transformar energia sexual em criatividade e poder pessoal.

Prática: Sente-se confortavelmente. Focalize sua atenção na área genital e imagine uma energia vermelha brilhante se acumulando ali. Lentamente, visualize esta energia subindo pela coluna, mudando de cor – laranja no abdômen, amarela no plexo solar, verde no coração, azul na garganta, índigo entre as sobrancelhas, e finalmente violeta no topo da cabeça. Sinta esta energia transformada irradiando de você. Pratique por 15-20 minutos.

Meditação do Abraço Interior

Esta prática cultiva amor-próprio e aceitação, fundamentais para a Sexualidade Magnética.

Prática: Sente-se confortavelmente e cruze os braços sobre o peito, como se estivesse se abraçando. Feche os olhos e imagine-se abraçando todas as partes de si mesma – seu eu criança, seu eu adolescente, seu eu atual. Envie amor e aceitação para cada aspecto de si mesma. Repita mentalmente: "Eu me amo completamente e incondicionalmente". Continue por 15 minutos.

Meditação da Dança Interior

Esta prática combina movimento sutil com meditação para despertar a sensualidade natural do corpo.

Prática: Fique de pé com os olhos fechados. Coloque uma música suave e sensual. Comece a mover seu corpo lentamente, deixando que o movimento surja de dentro. Focalize sua atenção nas sensações internas enquanto se move. Imagine que cada movimento está pintando o ar ao seu redor com sua energia sensual. Continue por 15-20 minutos, permitindo que o movimento se torne uma forma de meditação em movimento.

Meditação do Magnetismo Sensual

Esta meditação visa amplificar seu campo energético magnético.

Prática: Sente-se confortavelmente. Visualize-se envolta por um campo de energia dourada. A cada inspiração, imagine que está puxando energia magnética do universo para este campo. A cada expiração, sinta este campo se expandindo e ficando mais forte. Imagine que este campo atrai naturalmente experiências e pessoas alinhadas com seus desejos. Pratique por 15 minutos, terminando com a afirmação: "Eu sou naturalmente magnética e atraio o que desejo."

Meditação da Respiração Yoni

Esta prática foca na conexão com a energia sexual feminina através da respiração consciente.

Prática: Sente-se confortavelmente com as pernas cruzadas. Coloque uma mão sobre o coração e outra sobre a yoni (região genital). Inspire profundamente, imaginando que está puxando energia através da yoni para o coração. Expire, enviando essa energia de volta à yoni. Continue este ciclo por 10-15 minutos, sentindo a conexão entre seu centro sexual e seu centro emocional se fortalecendo.

Meditação do Espelho D'água

Esta meditação utiliza a água como um símbolo de fluidez e receptividade feminina.

Prática: Encha uma bacia com água e coloque-a à sua frente. Olhe para a superfície da água e imagine que ela é um espelho mágico. Visualize-se refletida na água, mas veja sua versão mais sensual e magnética. Observe os detalhes desta versão de você - sua postura, seu olhar, sua energia. Respire profundamente e imagine-se fundindo com esta imagem. Pratique por 10-15 minutos.

Meditação da Deusa Multifacetada

Esta prática explora diferentes aspectos da energia feminina divina.

Prática: Sente-se confortavelmente. A cada respiração profunda, visualize-se encarnando uma deusa diferente – Afrodite para amor e beleza, Kali para poder e transformação, Lakshmi para abundância etc. Sinta as qualidades únicas de cada deusa fluindo através de você. Termine visualizando todas essas energias se fundindo em seu ser. Pratique por 20 minutos.

Meditação da Sensualidade Cotidiana

Esta meditação ajuda a integrar a sensualidade na vida diária.

Prática: Escolha uma atividade cotidiana (como tomar banho ou se vestir). Realize esta atividade com atenção plena, focando em todas as sensações. Torne cada movimento deliberado e sensual. Imagine que está realizando um ritual sagrado de autocuidado. Pratique transformar uma atividade comum em uma experiência sensual por 10-15 minutos.

Meditação do Prazer Sagrado

Esta prática visa reconectar-se com o prazer como uma experiência sagrada e transformadora.

Prática: Deite-se confortavelmente. Comece a tocar seu corpo com intenção e reverência, como se estivesse adorando um templo sagrado. Focalize nas sensações de prazer que surgem, por mais sutis que sejam. Respire profundamente nessas sensações, permitindo que se expandam. Se surgirem pensamentos de culpa ou vergonha, gentilmente os libere. Afirme mentalmente: "Meu prazer é sagrado e divino." Continue por 20-30 minutos.

Meditação da Voz da Sereia

Esta meditação trabalha com o poder sedutor da voz feminina.

Prática: Sente-se confortavelmente perto de uma fonte de água (ou reproduza sons de água). Comece a fazer sons suaves, imaginando que sua voz é como o canto de uma sereia. Experimente com diferentes tons e melodias, sentindo o poder sedutor em sua voz. Visualize sua voz como ondas de energia colorida se espalhando ao seu redor. Pratique por 15 minutos.

Meditação da Chama Kundalini

Esta prática visa despertar e elevar a energia kundalini, intensificando a Sexualidade Magnética.

Prática: Sente-se na posição de lótus ou em uma cadeira confortável. Visualize uma chama dourada na base da sua coluna. A cada inspiração, imagine esta chama crescendo e subindo pela coluna. A cada expiração, sinta o calor se espalhando pelo corpo. Continue até que a chama alcance o topo da cabeça, criando uma sensação de expansão e êxtase. Pratique por 15-20 minutos.

Meditação do Útero Cósmico

Esta meditação conecta sua energia criativa feminina com as forças cósmicas.

Prática: Deite-se confortavelmente. Visualize seu útero (mesmo que simbólico) como um portal para o cosmos. A cada inspiração, imagine estrelas e galáxias entrando por este portal. A cada expiração, sinta seu corpo se expandindo para abranger todo o universo. Explore esta vastidão cósmica por 20 minutos, sentindo-se como a criadora de mundos.

Meditação da Deusa do Amor-Próprio

Esta prática cultiva um amor profundo e incondicional por si mesma.

Prática: Sente-se em frente a um espelho. Olhe nos seus próprios olhos e diga em voz alta: "Eu sou a Deusa do Amor encarnada". Comece a elogiar cada parte do seu corpo e personalidade, expressando gratidão e amor. Visualize-se envolta em uma luz rosa brilhante de amor-próprio. Continue por 15 minutos, terminando com um abraço a si mesma.

Meditação da Dança dos Chakras

Esta meditação combina movimento e visualização para ativar todos os centros de energia.

Prática: Fique de pé. Comece movendo lentamente os quadris em círculos, focando no chakra raiz. Gradualmente, mova-se para cima, fazendo movimentos que ativem cada chakra -

ondulações no sacral, torções no plexo solar, aberturas no coração, alongamentos no pescoço, e assim por diante. Visualize cada chakra se iluminando à medida que você dança. Continue por 20 minutos.

Meditação da Sensualidade dos Cinco Sentidos

Esta prática aguça sua consciência sensorial, amplificando sua presença magnética.

Prática: Crie um ambiente sensorial rico (use incenso, música suave, texturas variadas). Dedique 3 minutos para cada sentido: ouça atentamente os sons ao seu redor, focalize em cheiros específicos, explore texturas com o toque, observe detalhes visuais, e finalmente, se possível, saboreie algo delicioso lentamente. Termine integrando todos os sentidos por 5 minutos.

Meditação da Ancestralidade Feminina

Esta meditação conecta você com a linhagem de poder feminino ancestral.

Prática: Sente-se confortavelmente. Visualize-se no centro de um círculo de mulheres – sua mãe, avós, e todas as ancestrais femininas que vieram antes de você. Sinta a força e sabedoria delas fluindo para você. Imagine-se recebendo os dons únicos de cada uma. Termine sentindo-se como um elo poderoso nesta corrente de energia feminina. Pratique por 20 minutos.

Meditação do Prazer Não-Sexual

Esta prática expande sua capacidade de sentir prazer em aspectos não-sexuais da vida.

Prática: Escolha uma atividade prazerosa não-sexual (como comer uma fruta, tomar sol, ou ouvir música). Engaje-se nesta atividade com atenção plena total. Focalize em cada sensação de prazer, por mais sutil que seja. Permita que o prazer se expanda por todo o seu corpo. Pratique por 15 minutos, cultivando uma atitude de receptividade ao prazer em todas as suas formas.

Meditação da Voz Interior Sábia

Esta meditação conecta você com sua intuição e sabedoria interna.

Prática: Sente-se confortavelmente. Imagine-se descendo uma escada para um jardim secreto dentro de você. Neste jardim, encontre uma versão mais velha e sábia de si mesma. Faça perguntas a esta sábia sobre sua sexualidade e relacionamentos. Escute atentamente as respostas que surgem. Termine agradecendo a sua sábia interior. Pratique por 20 minutos.

Estas meditações oferecem uma gama diversificada de práticas para cultivar e aumentar sua Sexualidade Magnética, promovendo uma conexão mais profunda com seu corpo, aumentando sua confiança sexual e amplificando sua energia sensual. Elas trabalham em diferentes níveis – físico, emocional, energético e espiritual – para criar uma expressão holística e poderosa de sua sexualidade.

Experimente diferentes práticas e observe quais ressoam mais fortemente com você. A chave é a prática regular e a abertura para explorar e sentir plenamente cada experiência. Ao incorporar estas meditações em sua rotina, você estará nutrindo e amplificando sua Sexualidade Magnética de maneiras profundas e transformadoras, criando uma base sólida para uma expressão sexual mais confiante, autêntica e magneticamente atraente em todos os aspectos de sua vida.

Meditações de Polaridade

A Meditação de Polaridade é uma prática avançada e poderosa no contexto da Sexualidade Magnética. Ela oferece um meio de cultivar e integrar conscientemente suas energias feminina e masculina, criando um campo magnético equilibrado e dinâmico que além de atrair outras pessoas, também aumenta sua própria sensação de completude, poder pessoal e conexão com todas as facetas do seu ser. Visa amplificar a dinâmica energética entre os polos feminino e masculino, independentemente do gênero físico dos praticantes, e tem como princípio que a atração sexual e o magnetismo pessoal são intensificados quando há um equilíbrio e uma interação harmoniosa entre estas duas energias fundamentais dentro de um indivíduo.

O objetivo principal é cultivar e integrar conscientemente as duas energias dentro de si, criando um campo energético dinâmico e magneticamente carregado. Esta prática não se limita a reforçar estereótipos de gênero, mas busca conectar-se com as qualidades arquetípicas do feminino (receptividade, intuição, criatividade, nutrição) e do masculino (ação, foco, proteção, direção), permitindo uma expressão mais plena e equilibrada de ambas as energias.

A prática regular da Meditação de Polaridade pode levar a uma maior consciência e expressão equilibrada de suas energias feminina e masculina em todas as interações. Muitas pessoas relatam se sentir mais centradas, confiantes e magneticamente atraentes após incorporarem esta prática em sua rotina.

A ideia é favorecer as duas energias, criando um equilíbrio harmonioso que permita que o acesso e expressão de ambos os aspectos de forma fluida e autêntica, aumentando assim sua Sexualidade Magnética geral.

É uma prática benéfica para usar antes de encontros importantes, sejam eles românticos, profissionais ou sociais, onde você desejar emanar uma presença magnética e equilibrada. Também pode ser utilizada como uma forma de se recentrar e reequilibrar após períodos de estresse ou quando se sentem energeticamente desequilibradas.

Prática da Meditação de Polaridade

Preparação

Encontre um lugar tranquilo e confortável. Sente-se com a coluna ereta, seja no chão ou em uma cadeira. Respire profundamente algumas vezes para centrar-se.

Ativação da Energia Feminina

Coloque a mão esquerda sobre o baixo ventre e a direita sobre o coração. Visualize uma luz suave e prateada emanando do seu útero (real ou energético), preenchendo todo o seu corpo. Respire profundamente nesta luz, sentindo-se receptiva, intuitiva e fluida. Mantenha esta visualização por 3-5 minutos.

Ativação da Energia Masculina

Mova a mão esquerda para o plexo solar e a direita para o terceiro olho. Agora, visualize uma luz dourada e vibrante emanando do seu plexo solar, preenchendo seu corpo. Respire nesta energia, sentindo-se focado, direcionado e protetor. Mantenha esta visualização por 3-5 minutos.

Integração das Energias

Coloque ambas as mãos sobre o coração. Visualize as luzes prateada e dourada se encontrando e se misturando no seu coração, criando uma esfera de luz iridescente. Sinta estas energias dançando e se equilibrando dentro de você. Mantenha esta visualização por 5-7 minutos.

Expansão do Campo Magnético

Imagine esta luz iridescente se expandindo para além do seu corpo, criando um campo magnético poderoso ao seu redor. Visualize este campo atraindo naturalmente experiências e pessoas que ressoam com sua energia equilibrada. Mantenha esta visualização por 3-5 minutos.

Finalização

Respire profundamente, trazendo sua atenção de volta ao seu corpo físico. Agradeça a si mesmo por este momento de integração e equilíbrio.

Variações

Meditação de Polaridade com um Parceiro

Sente-se de frente para seu parceiro. Um de vocês foca em emanar energia feminina, enquanto o outro foca na masculina. Visualizem estas energias se encontrando e dançando no espaço entre vocês. Depois de alguns minutos, troquem os papéis.

Meditação de Polaridade na Natureza

Realize esta meditação ao ar livre, imaginando-se absorvendo a energia feminina da terra através dos pés e a energia masculina do céu através do topo da cabeça. Visualize estas energias se encontrando e se equilibrando no seu coração.

Meditação de Polaridade com Objetos

Use objetos que representem para você as energias femininas (por exemplo, uma concha ou uma pedra de lua) e masculina (como um cristal de quartzo ou uma pedra de obsidiana). Segure um em cada mão durante a meditação, sentindo as energias fluindo através de você.

Meditação de Integração

A Meditação de Integração é uma prática profunda e transformadora no contexto da Sexualidade Magnética, visando harmonizar e unificar os diversos aspectos do ser – físico, emocional, mental e espiritual –, para criar uma expressão sexual mais holística e magneticamente poderosa. Esta técnica reconhece que a verdadeira Sexualidade Magnética não é apenas uma qualidade externa, mas emerge de uma profunda integração interna de todas as facetas da personalidade, incluindo aquelas que podem ter sido previamente reprimidas ou negadas.

O principal objetivo da Meditação de Integração é criar um espaço interno de aceitação e amor incondicional para todas as partes do self, especialmente aquelas relacionadas à sexualidade. Isso inclui a integração de experiências passadas, traumas, desejos, medos e fantasias em uma narrativa coesa e empoderada. Ao fazer isso, a pessoa desenvolve uma presença sexual mais autêntica e magnética, livre de contradições internas ou energias bloqueadas.

Esta prática é particularmente poderosa para mulheres que buscam reconciliar diferentes aspectos de sua sexualidade que podem parecer conflitantes – por exemplo, o desejo de ser sexualmente assertiva e o medo de ser julgada, ou o anseio por intimidade profunda e o medo de vulnerabilidade. A Meditação de Integração oferece um caminho para abraçar todas essas facetas, transformando potenciais fontes de conflito interno em fontes de poder magnético.

Prática de Meditação de Integração

Preparação

Encontre um lugar tranquilo e confortável onde você não será perturbada. Sente-se ou deite-se em uma posição confortável. Respire profundamente algumas vezes para centrar-se.

Visualização do Espaço Sagrado

Imagine-se entrando em um belo jardim interno. Este é seu espaço sagrado de cura e integração. Visualize-o em detalhes – as cores, os aromas, a sensação do ar na sua pele.

Convocação dos Aspectos do *Self*

No centro deste jardim, visualize um círculo de luz. Convide diferentes aspectos do seu self sexual para se manifestarem neste círculo. Estes podem incluir:

• Seu eu criança, curioso e inocente sobre sexualidade;

• Seu eu adolescente, com todos os seus desejos e inseguranças;

- Seu eu adulto sensual e confiante;
- Seu eu ferido por experiências passadas;
- Seu eu que anseia por conexão profunda;
- Seu eu que teme a intimidade.

Visualize cada um destes aspectos claramente, notando suas expressões, posturas e energias.

Diálogo e Escuta

Um por um, permita que cada aspecto fale. Escute com compaixão o que cada parte tem a dizer sobre suas necessidades, medos e desejos relacionados à sexualidade. Não julgue, apenas escute e reconheça.

Abraço de Integração

Visualize-se no centro do círculo, emanando uma luz dourada de amor incondicional. Um por um, abrace cada aspecto, permitindo que eles se fundam com você. Sinta a energia de cada parte sendo integrada em seu ser.

Transformação

À medida que cada aspecto se integra, visualize-se transformando-se. Talvez você cresça em tamanho, ou sua luz se torne mais brilhante. Sinta-se ficando mais completa, mais poderosa, mais magnética.

Emanação

Agora, completamente integrada, visualize-se irradiando uma luz poderosa e magnética. Esta luz representa sua Sexualidade

Magnética totalmente integrada. Sinta como esta energia atrai naturalmente experiências e pessoas alinhadas com seu ser autêntico.

Afirmação

Repita para si mesma: "Eu abraço e integro todos os aspectos da minha sexualidade. Sou completa, poderosa e magneticamente atraente em minha autenticidade."

Finalização

Respire profundamente, trazendo sua atenção de volta ao seu corpo físico. Agradeça a si mesma por este trabalho profundo de integração.

Esta meditação pode ser praticada regularmente, talvez semanalmente ou mensalmente, para continuar o processo de integração. Cada sessão pode revelar novos aspectos para serem integrados, aprofundando continuamente sua Sexualidade Magnética. É importante abordar esta prática com gentileza e paciência. A integração de aspectos profundos da sexualidade pode ser um processo emocional e às vezes desafiador. Se memórias traumáticas ou emoções intensas surgirem, pode ser útil trabalhar com um terapeuta ou profissional de cura para apoiar o processo.

A prática consistente dessa meditação pode levar a uma sensação profunda de completude e autoaceitação. Há relatos de mulheres que se sentiram mais confiantes, autênticas e magneticamente atraentes após incorporarem esta prática em sua jornada de desenvolvimento da Sexualidade Magnética.

Elas frequentemente notam uma maior facilidade em expressar seus desejos, estabelecer limites saudáveis e atrair relacionamentos que ressoam com seu ser verdadeiro e integrado.

A Meditação de Integração é uma ferramenta poderosa para cultivar uma Sexualidade Magnética que emana do seu ser mais profundo e autêntico. Ao criar harmonia interna e abraçar todos os aspectos do seu self sexual, você desenvolve uma presença magnética que é não apenas atraente, mas também profundamente transformadora e empoderada.

Exercícios de Respiração

Respiração Diafragmática

A Respiração Diafragmática é uma técnica fundamental para o desenvolvimento da Sexualidade Magnética, pois promove relaxamento profundo, aumenta a consciência corporal e amplifica a circulação de energia vital pelo corpo. Esta forma de respiração, também conhecida como respiração abdominal ou respiração profunda, envolve o uso consciente do diafragma, o principal músculo responsável pela respiração.

Quando praticada regularmente, a Respiração Diafragmática pode reduzir o estresse, melhorar a oxigenação do corpo, aumentar a energia e a vitalidade, e criar uma base sólida para práticas mais avançadas de cultivo da energia sexual. Além disso, esta técnica pode ajudar a acalmar a mente, permitindo uma conexão mais profunda com as sensações corporais e os impulsos sexuais sutis.

Praticas da Respiração Diafragmática

Preparação

Encontre um lugar confortável e silencioso. Você pode praticar deitada de costas em uma superfície plana, sentada em uma cadeira com as costas retas, ou na posição de lótus se for confortável para você.

Posicionamento das Mãos

Coloque uma mão sobre o peito e a outra sobre o abdômen, logo abaixo das costelas. Isso ajudará você a sentir o movimento do diafragma enquanto respira.

Respiração Inicial

Feche os olhos e comece a respirar normalmente, observando o ritmo natural da sua respiração por alguns momentos.

Inspiração Diafragmática

Inspire lentamente pelo nariz, permitindo que o ar encha seus pulmões. Concentre-se em expandir o abdômen, sentindo a mão sobre a barriga se elevar. A mão sobre o peito deve permanecer relativamente imóvel.

Pausa

Faça uma breve pausa no topo da inspiração, mantendo o ar nos pulmões por 1-2 segundos.

Expiração Controlada

Expire lentamente pela boca, como se estivesse soprando suavemente através de um canudo. Sinta o abdômen baixar à medida que o ar sai. Concentre-se em esvaziar completamente os pulmões.

Pausa

Faça uma breve pausa no final da expiração, mantendo os pulmões vazios por 1-2 segundos antes de iniciar a próxima inspiração.

Ritmo e Duração

Repita este ciclo por 5-10 minutos. Tente manter um ritmo constante e suave, sem forçar ou apressar a respiração.

Foco Mental

Durante o exercício, mantenha o foco na sensação do ar entrando e saindo do corpo. Se a mente vagar, gentilmente traga a atenção de volta para a respiração.

Finalização

Ao terminar, permita que sua respiração volte ao normal gradualmente. Observe como seu corpo se sente após a prática.

Para intensificar a prática no contexto da Sexualidade Magnética, pode-se adicionar as seguintes variações:

Visualização de Energia

Durante a inspiração, visualize energia vital entrando pelo seu centro sexual (região pélvica). Na expiração, imagine esta energia se espalhando por todo o corpo.

Respiração Sensual

Concentre-se em tornar cada respiração sensual e prazerosa. Imagine que está respirando através de todo o corpo, não apenas pelos pulmões.

Respiração Sonora

Adicione um som suave e prolongado durante a expiração, como um "ahhh" ou um "mmm". Isso pode ajudar a liberar tensão e aumentar a consciência sensorial.

Respiração com Movimento

Combine a respiração com movimentos suaves do quadril ou ondulações da coluna, sincronizando o movimento com o fluxo da respiração.

Seria recomendável praticar a Respiração Diafragmática diariamente, começando com sessões de 5-10 minutos e gradualmente aumentando a duração conforme se sentir confortável. É benéfico praticar pela manhã para energizar o dia, ou à noite para relaxar antes de dormir.

A prática regular se torna mais natural e fácil com o tempo, e pode começar a incorporá-la em outras atividades diárias e, eventualmente, em suas práticas sexuais e sensuais. A chave para o sucesso com essa respiração é a prática consistente e a paciência. Com o tempo, esta técnica simples, porém poderosa, pode transformar significativamente sua conexão com seu corpo, aumentar sua vitalidade e amplificar sua Sexualidade Magnética.

Aplicações Avançadas da Respiração Diafragmática

Respiração Ovariana

Esta é uma técnica específica para mulheres que visa estimular e revitalizar a energia dos ovários.

Como praticar

Deite-se confortavelmente e coloque as mãos sobre os ovários. Ao inspirar, visualize energia vital sendo puxada para os ovários. Ao expirar, imagine esta energia se espalhando pelo corpo todo. Pratique por 5-10 minutos, focando na sensação de calor e vitalidade na região pélvica.

Respiração do Útero Sagrado

Esta prática conecta a respiração com o poder criativo do útero.

Como praticar

Sente-se confortavelmente e coloque as mãos sobre o baixo ventre. Respire profundamente, imaginando seu útero (mesmo que simbólico) como um caldeirão de energia criativa. A cada inspiração, visualize este caldeirão se enchendo de luz dourada. A cada expiração, sinta esta energia se expandindo e nutrindo todo o seu ser. Continue por 10-15 minutos, cultivando uma sensação de poder criativo e fertilidade energética.

Respiração da Pomba

Esta técnica suave ajuda a abrir o coração e conectar a energia sexual com a energia do coração.

Como praticar

Fique de pé ou sente-se confortavelmente. Inspire profundamente, levantando os braços como asas. Ao expirar, traga os braços de volta ao coração, cruzando-os sobre o peito. Visualize energia fluindo entre seu centro sexual e seu coração. Repita por 5-10 minutos, sentindo uma integração entre amor e sexualidade.

Respiração da Serpente Kundalini

Esta prática avançada visa despertar e circular a energia kundalini.

Como praticar

Sente-se na posição de lótus ou em uma cadeira com a coluna ereta. Inspire profundamente, visualizando energia subindo pela coluna desde a base até o topo da cabeça. Ao expirar, imagine esta energia descendo pela frente do corpo, criando um circuito. Continue por 10-15 minutos, gradualmente aumentando a intensidade da visualização.

Integrando a Respiração Diafragmática na Vida Diária

Respiração Sensual Durante Atividades Cotidianas

Pratique a respiração consciente durante atividades do dia a dia, como tomar banho ou se vestir, transformando-as em momentos de conexão sensual consigo mesma.

Respiração para Amplificar o Prazer

Durante momentos de intimidade ou auto exploração, use a respiração diafragmática para amplificar e distribuir as sensações de prazer por todo o corpo.

Respiração para Gerenciar Emoções

Utilize a respiração profunda para acalmar-se em momentos de estresse ou ansiedade, mantendo sua energia magnética equilibrada.

Respiração Antes de Interações Sociais

Pratique alguns minutos de respiração consciente antes de encontros ou eventos sociais para aumentar sua presença magnética.

Consistência: Tente estabelecer uma prática diária, mesmo que seja por apenas 5 minutos.

Ambiente: Crie um espaço dedicado à sua prática, talvez com velas, incenso ou óleos essenciais para aumentar a experiência sensorial.

Roupas: Pratique com roupas soltas ou, se possível, nua, para maximizar a conexão com seu corpo.

Experimentação: Esteja aberta a experimentar diferentes técnicas e encontrar o que funciona melhor para você.

Jornalização: Mantenha um diário de suas práticas e observe como elas afetam sua energia sexual e magnética ao longo do tempo.

Combinação com Outras Práticas: Integre a respiração diafragmática com outras práticas como yoga, meditação ou exercícios de Kegel para um efeito sinérgico.

Paciência e Compaixão: Lembre-se de que desenvolver uma prática profunda de respiração leva tempo. Seja paciente e gentil consigo mesma no processo.

A Respiração Diafragmática é uma ferramenta poderosa e versátil no desenvolvimento da Sexualidade Magnética. Ao incorporá-la consistentemente em sua vida, você estará cultivando uma conexão mais profunda com seu corpo, aumentando sua energia vital e amplificando sua presença magnética natural. Com o tempo, você pode descobrir que esta prática simples, mas profunda, transforma não apenas sua sexualidade, mas todos os aspectos de sua vida, levando a uma expressão mais plena, vibrante e magnética de seu ser autêntico.

Respiração Ascendente

A Respiração Ascendente é uma prática avançada que visa elevar e circular a energia sexual pelo corpo, transformando-a em uma força vital que nutre todos os aspectos do ser. Esta técnica é fundamental na alquimia sexual taoista e em várias tradições tântricas, sendo considerada uma chave para o desenvolvimento de uma Sexualidade Magnética poderosa e radiante. A essência desta prática está em usar a respiração consciente para mover a energia sexual da região pélvica para cima, através dos chakras ou centros energéticos, até o topo da cabeça e além.

A Respiração Ascendente não apenas intensifica as experiências sexuais, mas também pode levar a estados elevados de consciência, maior vitalidade e uma presença magnética mais potente. Ao praticar regularmente, muitas mulheres relatam uma sensação de "brilho interno", maior clareza mental e um aumento significativo em sua energia criativa e sexual.

Prática da Respiração Ascendente Básica

Preparação

Sente-se confortavelmente com a coluna ereta, seja no chão ou em uma cadeira. Feche os olhos e tome alguns momentos para centrar-se e conectar-se com seu corpo.

Ativação da Energia Base

Coloque as mãos sobre o baixo ventre. Respire profundamente nesta área, imaginando uma bola de luz vermelha brilhante se formando na base da sua coluna.

Iniciando a Ascensão

Ao inspirar, visualize esta energia subindo pela coluna até o umbigo. Ao expirar, imagine-a se expandindo nesta área.

Continuando a Subida

Em cada ciclo de respiração, mova a energia para o próximo centro:

Do umbigo ao plexo solar

Do plexo solar ao coração

Do coração à garganta

Da garganta ao terceiro olho

Do terceiro olho ao topo da cabeça

Circulação Completa

Uma vez que a energia alcance o topo da cabeça, visualize-a derramando-se como uma fonte de luz por todo o seu corpo, retornando à base da coluna.

Repetição e Integração

Continue este ciclo por 10-15 minutos, sentindo cada vez mais a energia fluindo livremente por todo o seu corpo.

Respiração Ascendente Avançada - "A Órbita Microcósmica"

Inicie como na prática básica, movendo a energia até o topo da cabeça.

Da coroa, guie a energia para descer pela frente do corpo:

Da testa ao nariz

Do nariz à boca

Da boca ao peito

Do peito ao umbigo

Do umbigo de volta à base da coluna

Complete o circuito repetidas vezes, criando um fluxo contínuo de energia.

Pratique por 20-30 minutos, gradualmente aumentando a velocidade e a intensidade do fluxo energético.

Aplicação na Intimidade – "O Beijo Ascendente"

Durante um beijo profundo com um parceiro, foque sua atenção na sensação na boca e lábios. Inspire profundamente, imaginando que está puxando a energia do beijo para dentro. Ao expirar, visualize esta energia descendo até seu centro sexual, energizando-o.

Na próxima inspiração, mova esta energia carregada de volta para cima, através da coluna, até o coração. Continue este ciclo, criando um circuito de energia entre a boca, o sexo e o coração.

Prática Solo – "A Dança da Serpente Interior"

Fique de pé, com os pés afastados na largura dos quadris. Comece a mover os quadris em círculos lentos, como se estivesse dançando. Sincronize sua respiração com o movimento: inspire quando os quadris vão para trás, expire quando vão para frente. A cada ciclo, imagine a energia subindo um pouco mais pela coluna. Gradualmente, permita que o movimento se estenda para a coluna, criando uma ondulação suave que começa nos quadris e sobe até a cabeça.

Continue por 10-15 minutos, permitindo que o movimento se torne uma meditação em movimento.

A prática regular da Respiração Ascendente pode levar a mudanças profundas na experiência da sexualidade e na expressão da Sexualidade Magnética. Muitas praticantes relatam uma maior capacidade de experimentar orgasmos em todo o corpo, uma sensação aumentada de conexão espiritual durante o sexo, e uma presença magnética mais poderosa em todas as áreas da vida. É importante abordar esta prática com paciência e gentileza. A capacidade de mover e direcionar a energia sexual de forma consciente é uma habilidade que se desenvolve com o tempo. Algumas pessoas podem sentir sensações intensas ou até mesmo emoções fortes surgindo durante a prática – isso é normal e parte do processo de desbloquear e circular a energia vital.

A Respiração Ascendente é uma ferramenta poderosa para transformar a energia sexual em uma força vital que nutre e potencializa todos os aspectos do ser. Ao integrar esta prática em sua jornada de desenvolvimento da Sexualidade Magnética, você estará abrindo portas para uma expressão mais plena, vibrante e magneticamente carregada de sua sexualidade e de seu ser como um todo.

Visualizações Guiadas

As Visualizações Guiadas são uma ferramenta poderosa no desenvolvimento da Sexualidade Magnética, oferecendo um meio de acessar e transformar aspectos subconscientes da sexualidade através do poder da imaginação. Esta técnica combina relaxamento profundo com imagens mentais cuidadosamente construídas para criar mudanças positivas na percepção, atitude e energia sexual. As visualizações podem ajudar a superar bloqueios, aumentar a confiança sexual, amplificar o prazer sensorial e cultivar uma presença magnética mais poderosa.

No contexto da Sexualidade Magnética, as Visualizações Guiadas podem ser usadas para diversos propósitos, como despertar a energia sexual, curar traumas passados, manifestar experiências sexuais desejadas, ou conectar-se com arquétipos sexuais poderosos. A prática regular pode levar a uma transformação profunda na forma como uma pessoa experimenta e expressa sua sexualidade, resultando em uma presença mais magnética e atraente.

Visualização do Despertar da Deusa Interior

Propósito: Conectar-se com o arquétipo da Deusa para aumentar a confiança sexual e o magnetismo pessoal.

Guia:

Encontre um lugar confortável e tranquilo. Feche os olhos e respire profundamente várias vezes, relaxando completamente. Imagine-se caminhando por uma floresta antiga e sagrada. Sinta a terra macia sob seus pés, o ar fresco em sua pele. À sua frente, você vê um templo dourado brilhando entre as árvores. Sinta-se atraída para ele. Ao entrar no templo, você vê um espelho mágico. Aproxime-se dele. No reflexo, você vê uma versão divina de si mesma – a Deusa que habita em você. Observe sua beleza radiante, sua postura confiante, seus olhos cheios de sabedoria e poder. Lentamente, entre no espelho, fundindo-se com esta versão divina de si mesma. Sinta as qualidades da Deusa preenchendo cada célula do seu corpo. Sinta-se crescer em poder, sensualidade e magnetismo. Visualize uma aura dourada brilhante envolvendo seu corpo. Afirme para si mesma: "Eu sou a Deusa encarnada. Minha presença é magnética e poderosa."

Lentamente, retorne à consciência do seu corpo físico, trazendo consigo a energia da Deusa.

Visualização da Cura Sexual

Propósito: Liberar traumas sexuais passados e abrir-se para experiências sexuais positivas.

Guia:

Deite-se confortavelmente e feche os olhos. Respire profundamente, permitindo que seu corpo relaxe completamente. Visualize-se em um belo jardim de cura. O ar está cheio de aromas doces e reconfortantes. No centro do jardim, você vê uma fonte de água cristalina brilhando com luz rosa suave – a cor do amor e da cura. Aproxime-se da fonte. À medida que se aproxima, sinta quaisquer tensões ou medos relacionados à sua sexualidade surgindo à superfície. Entre na água da fonte. Sinta-a envolvendo seu corpo com calor e amor. Visualize a água rosa dissolvendo gentilmente todas as energias negativas, medos e traumas relacionados à sua sexualidade. Sinta seu corpo se tornando leve e livre. Cada célula do seu ser está sendo purificada e renovada. Agora, imagine uma luz dourada descendo do céu e entrando em seu corpo através do topo da cabeça. Esta luz traz novas energias de prazer, confiança e alegria sexual. Afirme para si mesma: "Eu libero todo o passado. Estou aberta para experimentar prazer e amor em sua forma mais pura."

Lentamente, retorne à consciência do seu corpo físico, sentindo-se renovada e aberta.

Visualização da Manifestação Sexual Magnética

Propósito: Alinhar sua energia para atrair experiências sexuais desejadas.

Guia:

Sente-se confortavelmente em um local tranquilo. Feche os olhos e respire profundamente, centrando-se. Imagine-se em pé no topo de uma montanha, sob um céu estrelado. Sinta a energia poderosa da terra sob seus pés e do cosmos acima. Visualize claramente a experiência sexual ou o parceiro que deseja atrair. Seja específica em seus detalhes, mas mantenha o foco na essência do que deseja, não em uma pessoa específica. Sinta as emoções associadas a ter esse desejo realizado – alegria, excitação, satisfação profunda. Realmente permita-se sentir essas emoções em seu corpo. Agora, imagine uma luz dourada brilhante emanando do seu centro sexual. Esta luz representa seu magnetismo sexual. Visualize esta luz se expandindo, ficando mais forte e brilhante, até envolver todo o seu corpo em um campo de energia magnética. Imagine este campo de energia se expandindo ainda mais, alcançando as estrelas acima. Veja as estrelas respondendo, enviando de volta raios de luz que se alinham perfeitamente com seu desejo. Afirme para si mesma: "Eu sou magneticamente atraente. Atraio facilmente experiências sexuais que me satisfazem profundamente." Visualize seu desejo manifestado se materializando diante de você. Estenda as mãos e "receba" esta manifestação em seu campo energético.

Lentamente, retorne à consciência do seu entorno, carregando consigo a sensação de seu desejo já realizado.

Visualização da Circulação de Energia Sexual

Propósito: Aprender a circular e distribuir a energia sexual pelo corpo, aumentando a vitalidade geral e o magnetismo.

Guia:

Sente-se confortavelmente com a coluna ereta. Feche os olhos e respire profundamente várias vezes. Focalize sua atenção na base da coluna. Visualize uma bola de energia vermelha brilhante pulsando nesta área. A cada inspiração, veja esta bola de energia crescendo e ficando mais brilhante. Agora, comece a mover esta energia para cima pela coluna. Visualize-a como um fio de luz vermelha subindo lentamente. À medida que a energia sobe, veja-a mudando de cor: laranja no baixo ventre, amarela no plexo solar, verde no coração, azul na garganta, índigo entre as sobrancelhas, e violeta no topo da cabeça. Quando a energia alcançar o topo da cabeça, visualize-a explodindo em uma chuva de luz dourada que cai sobre e através do seu corpo. Sinta esta energia dourada nutrindo cada célula do seu ser, aumentando sua vitalidade e brilho magnético. Repita este ciclo várias vezes, cada vez mais rápido, até sentir todo o seu corpo zumbindo com energia vibrante. Termine visualizando-se envolta em uma aura dourada brilhante, sentindo-se energizada e magneticamente carregada.

Visualização do Templo do Prazer Sagrado

Propósito: Reconectar-se com o aspecto sagrado da sexualidade e cultivar uma atitude de reverência pelo prazer sexual.

Guia:

Deite-se confortavelmente e feche os olhos. Respire profundamente, relaxando completamente. Imagine-se caminhando por uma praia ao pôr do sol. A areia é macia sob seus pés, e o ar está quente e perfumado. À sua frente, você vê um antigo templo dourado emergindo das águas. Sinta-se atraída para ele. Ao entrar no templo, você é recebida por um aroma doce e sensual. O ar parece vibrar com energia sagrada. No centro do templo, há um altar circular. Aproxime-se dele. Sobre o altar, você vê símbolos sagrados de fertilidade e prazer de várias culturas. Toque cada um deles, sentindo sua energia fluir para você. Agora, deite-se no altar. Sinta-o se moldando perfeitamente ao seu corpo. Visualize raios de luz dourada descendo do teto do templo, penetrando seu corpo e ativando cada um de seus centros de prazer. Permita-se sentir ondas de prazer sagrado fluindo através de você. Não há vergonha, apenas aceitação e celebração. Afirme para si mesma: "Meu corpo é um templo sagrado. Meu prazer é divino e abençoado." Lentamente, retorne à consciência do seu corpo físico, carregando consigo a sensação de sacralidade e reverência pelo seu próprio prazer.

Visualização da Fusão com o Parceiro Ideal

Propósito: Alinhar-se energeticamente com um parceiro ideal e cultivar uma conexão profunda.

Guia:

Sente-se confortavelmente em posição de meditação. Respire profundamente, centrando-se. Visualize-se em um belo jardim sob um céu estrelado. O ar está cheio de fragrâncias sensuais. À sua frente, veja uma figura luminosa se materializando. Esta é a representação energética do seu parceiro ideal. Observe os detalhes desta figura – não necessariamente características físicas, mas a qualidade de sua energia, a sensação de sua presença. Sinta uma conexão magnética entre você e essa figura. Veja fios de luz dourada conectando seus corpos energéticos. Lentamente, aproxime-se desta figura. À medida que se aproxima, sinta seus campos de energia se fundindo. Visualize-se dançando com essa figura, seus movimentos perfeitamente sincronizados. Sinta a harmonia e o fluxo entre vocês. Agora, imagine-se fundindo completamente com esta figura. Suas energias se misturam, criando uma esfera de luz brilhante. Dentro desta esfera, sinta a perfeita união de energias masculinas e femininas, yin e yang, em equilíbrio harmonioso. Afirme para si mesma: "Eu estou aberta para uma conexão profunda e harmoniosa. Atraio e me alinho com um parceiro que ressoa com minha verdadeira essência." Lentamente, visualize-se voltando à sua forma individual, mas carregando a essência desta conexão harmoniosa dentro de você. Retorne gentilmente à consciência do seu corpo físico, sentindo-se alinhada e magneticamente sintonizada com a energia do seu parceiro ideal.

Essas Visualizações Guiadas são apenas exemplos do vasto potencial desta técnica no desenvolvimento da Sexualidade Magnética. É importante praticar regularmente e com intenção focada para obter os melhores resultados. Muitas pessoas acham útil gravar as visualizações em áudio para poder se guiar através delas sem esforço.

Sabendo que a chave para visualizações eficazes está em envolver todos os sentidos e realmente permitir-se sentir as emoções associadas às imagens mentais, deixe-as mais vívida possível e quanto mais emocionalmente carregada for a visualização, mais poderoso será seu impacto.

Com a prática consistente, essas visualizações podem levar a mudanças profundas na sua energia sexual, confiança e magnetismo pessoal, contribuindo significativamente para o desenvolvimento de uma Sexualidade Magnética poderosa e autêntica.

As visualizações oferecem diferentes aspectos da Sexualidade Magnética por trabalharem com conceitos de circulação de energia, reconexão com o sagrado na sexualidade, e alinhamento energético com parceiros ideais.

Tenha em mente que a eficácia das visualizações aumenta com a prática regular. E é comum que as imagens e sensações se tornem mais vívidas e poderosas com o tempo. Algumas pessoas acham útil manter um diário de suas experiências com as visualizações, notando quaisquer insights, sensações ou mudanças que ocorram tanto durante a prática quanto em sua vida diária.

Ao incorporar estas visualizações em sua prática regular, você estará nutrindo e desenvolvendo sua Sexualidade Magnética de maneiras profundas e multifacetadas, criando uma base sólida para uma expressão sexual mais confiante, conectada e magneticamente atraente.

Visualização do Fluxo Energético

A Visualização do Fluxo Energético é uma técnica poderosa para desenvolver a Sexualidade Magnética, baseada no princípio de que nossa energia sexual é uma força vital que pode ser conscientemente direcionada e cultivada. Essa prática combina visualização guiada com técnicas de respiração e consciência corporal para aumentar a percepção e o controle sobre o fluxo de energia no corpo. Ao dominar essa habilidade você pode amplificar sua presença magnética, intensificar experiências sexuais e canalizar sua energia sexual para propósitos criativos e de cura.

Na tradição taoista e em várias práticas tântricas, o corpo é visto como um sistema de canais energéticos. A Visualização do Fluxo Energético nos permite "mapear" e interagir conscientemente com estes canais, otimizando o fluxo de energia vital. Para a Sexualidade Magnética, isso significa não apenas intensificar sensações sexuais, mas também irradiar uma aura de vitalidade e atração que é palpável para os outros.

Mapeamento do Fluxo Energético Básico

Propósito: Desenvolver consciência do fluxo natural de energia no corpo.

Prática:

Sente-se confortavelmente com a coluna ereta. Feche os olhos e respire profundamente por alguns minutos. Focalize sua atenção na base da coluna. Visualize uma luz vermelha brilhante pulsando nesta área. Lentamente, mova sua atenção para cima pela coluna, visualizando a energia subindo como um fio de luz. À medida que a energia sobe, veja-a mudando de cor:

Laranja no baixo ventre

Amarelo no plexo solar

Verde no coração

Azul na garganta

Índigo entre as sobrancelhas

Violeta no topo da cabeça

Quando alcançar o topo da cabeça, visualize a energia se derramando como uma fonte, cascateando pela frente do seu corpo. Sinta esta energia descendo pelo rosto, pescoço, peito, barriga, e retornando à base da coluna. Continue este ciclo por 5-10 minutos, observando onde o fluxo parece fluir facilmente e onde pode haver bloqueios.

Amplificação da Energia Sexual

Propósito: Aumentar e circular conscientemente a energia sexual.

Prática:

Deite-se confortavelmente. Coloque as mãos sobre o baixo ventre. Respire profundamente, focalizando sua atenção na região pélvica. Visualize uma bola de luz vermelha brilhante se formando em seu centro sexual. A cada inspiração, veja e sinta esta bola de energia crescendo e ficando mais intensa. A cada expiração, imagine esta energia se espalhando pelo corpo, primeiro preenchendo a pélvis, depois o abdômen, o peito, e finalmente todo o corpo. Comece a contrair suavemente os músculos do assoalho pélvico em sincronia com sua respiração. Contraia ao inspirar, relaxe ao expirar. Visualize a energia sexual subindo pela coluna com cada contração, como um gêiser de luz vermelha. Quando a energia alcançar o topo da cabeça, veja-a se transformando em uma luz dourada que chove sobre todo o seu corpo. Continue este processo por 10-15 minutos, sentindo seu corpo ficando cada vez mais carregado de energia sexual radiante.

Irradiação Magnética

Propósito: Projetar conscientemente sua energia sexual magnética.

Prática:

Fique de pé com os pés afastados na largura dos quadris, joelhos levemente flexionados. Feche os olhos e respire profundamente, centrando-se. Visualize raízes energéticas crescendo de seus pés para o centro da Terra, ancorando-a firmemente. Agora, focalize na sua energia sexual no baixo ventre. Veja-a como uma esfera de luz vermelha intensa. Comece a fazer movimentos circulares suaves com os quadris, como se estivesse dançando lentamente. A cada movimento, sinta a energia sexual se expandindo, criando um campo magnético ao seu redor. Visualize este campo como uma aura dourada brilhante que se estende cada vez mais longe do seu corpo. Imagine que esta aura está atraindo tudo o que ressoa com sua energia - experiências positivas, parceiros alinhados, oportunidades de crescimento. Afirme mentalmente: "Eu sou um ímã poderoso, atraindo naturalmente o que desejo e necessito." Continue esta prática por 10-15 minutos, terminando com a sensação de estar envolta em um poderoso campo magnético de energia sexual radiante.

Conexão Coração-Sexo

Propósito: Integrar a energia do coração com a energia sexual para uma Sexualidade Magnética mais holística.

Prática:

Sente-se confortavelmente com a coluna ereta. Coloque uma mão sobre o coração e outra sobre o baixo ventre. Respire profundamente, focalizando alternadamente nestas duas áreas. Visualize uma luz verde esmeralda no coração e uma luz vermelha rubi no centro sexual. Comece a "respirar" entre estas duas áreas.

Ao inspirar, imagine a energia subindo do centro sexual para o coração.

Ao expirar, veja a energia descendo do coração para o centro sexual.

Gradualmente, veja estas duas cores de luz se misturando, criando um belo tom de rosa no centro do seu peito. Sinta esta energia rosa se expandindo, preenchendo todo o seu corpo e além, criando uma aura de amor e sensualidade integrados. Continue esta prática por 15-20 minutos, terminando com a afirmação: "Minha sexualidade e meu coração estão em perfeita harmonia. Eu irradio amor e sensualidade magnética."

Dança do Fogo Interior

Propósito: Ativar e expressar a energia sexual através do movimento, aumentando a presença magnética.

Prática:

Encontre um espaço onde você possa se mover livremente. Coloque uma música sensual e rítmica. Fique de pé, feche os olhos e respire profundamente várias vezes. Visualize uma pequena chama na base da sua coluna. Comece a mover lentamente os quadris em círculos, imaginando que está atiçando esta chama. Gradualmente, permita que o movimento se espalhe pelo corpo, como se a chama estivesse crescendo e se movendo através de você. Visualize a energia como línguas de fogo dançando dentro e ao redor do seu corpo. Deixe o movimento fluir naturalmente, expressando a energia através da dança. Imagine que cada movimento está projetando faíscas de energia magnética para o ambiente ao seu redor. Continue dançando por 10-15 minutos, terminando com a sensação de estar completamente energizada e radiante.

Meditação da Fonte Infinita

Propósito: Conectar-se com uma fonte ilimitada de energia sexual e magnética.

Prática:

Sente-se confortavelmente ou deite-se. Feche os olhos e respire profundamente, relaxando completamente. Visualize-se em um belo jardim. No centro deste jardim, há uma fonte dourada brilhante. Aproxime-se da fonte. Veja a água como energia sexual pura, brilhando e pulsando com vitalidade. Estenda suas mãos e permita que a água da fonte flua sobre elas. Sinta esta energia entrando em seu corpo através das mãos, espalhando-se pelos braços, peito, e finalmente preenchendo todo o seu ser. Visualize seu corpo se tornando um recipiente translúcido, cheio desta energia dourada brilhante. Agora, imagine que seu próprio centro sexual se torna uma fonte, jorrando esta energia para fora e criando um campo magnético ao seu redor.

Afirme: "Eu estou conectada a uma fonte infinita de energia sexual e magnética. Sou abundante e radiante." Continue esta visualização por 15-20 minutos, sentindo-se completamente preenchida e transbordante de energia magnética.

Tecendo a Teia Magnética

Propósito: Criar conscientemente conexões energéticas magnéticas com outros.

Prática:

Sente-se confortavelmente com a coluna ereta. Feche os olhos e centre-se através da respiração profunda. Visualize-se no centro de um círculo de luz. Agora, pense em uma pessoa com quem você deseja criar ou fortalecer uma conexão magnética (pode ser um parceiro romântico, um amigo, ou mesmo um futuro parceiro ainda não conhecido). Veja um fio de luz saindo do seu centro sexual e se estendendo até esta pessoa. Visualize a energia fluindo por este fio em ambas as direções, criando uma conexão harmoniosa e mutuamente benéfica. Se desejar, repita este processo com outras pessoas importantes em sua vida, criando uma teia de conexões magnéticas. Veja toda esta teia brilhando e pulsando com energia vital. Termine afirmando: "Minhas conexões são magneticamente carregadas, atraindo e nutrindo relações harmoniosas e satisfatórias." Pratique por 15-20 minutos, sentindo-se conectada e magneticamente alinhada com seus relacionamentos desejados.

Alquimia Sexual Energética

Propósito: Transformar diferentes tipos de energia em energia sexual magnética.

Prática:

Deite-se confortavelmente. Feche os olhos e respire profundamente, relaxando completamente. Escaneie seu corpo mentalmente, identificando áreas de tensão, emoções reprimidas ou energia estagnada. Visualize esta energia como nuvens de várias cores dentro do seu corpo. Agora, imagine seu centro sexual como um caldeirão dourado brilhante. Comece a "puxar" essas nuvens de energia para o caldeirão, uma de cada vez. Veja cada nuvem sendo transformada em energia sexual dourada brilhante ao entrar no caldeirão. Continue este processo até sentir que transformou toda a energia estagnada ou negativa. Agora, visualize o caldeirão transbordando com esta energia sexual transmutada, preenchendo todo o seu corpo. Sinta esta energia se expandindo para além do seu corpo, criando uma aura magnética poderosa.

Afirme: "Eu transformo todas as energias em força vital magnética. Sou um ser de pura energia sexual radiante." Continue esta prática por 20-30 minutos, terminando com a sensação de estar completamente renovada e magneticamente carregada.

Respiração Orgástica

Propósito: Distribuir a energia orgástica por todo o corpo, aumentando a capacidade de experimentar prazer e magnetismo em um nível celular.

Prática:

Deite-se confortavelmente em um local privado. Comece com respirações profundas e lentas, relaxando completamente. Focalize sua atenção na região pélvica. Visualize uma bola de luz dourada pulsante nesta área. Comece a respirar de forma mais rápida e superficial, pela boca. À medida que acelera a respiração, imagine a bola de luz se expandindo e vibrando mais intensamente. Permita que seu corpo comece a se mover suavemente, ondulando com a respiração. Visualize a energia orgástica (a luz dourada) se espalhando da pélvis para todo o corpo com cada exalação. Continue aumentando a intensidade da respiração e do movimento, sentindo ondas de prazer se espalhando por todo o seu ser. Quando sentir que atingiu um pico, segure a respiração por alguns segundos, contraindo todos os músculos do corpo. Solte a respiração com um longo suspiro, relaxando completamente e sentindo a energia orgástica fluindo livremente por todo o corpo. Repita este ciclo 3-5 vezes, cada vez visualizando a energia se expandindo mais além dos limites do seu corpo físico. Termine a prática sentindo cada célula do seu corpo vibrando com energia orgástica e magnética.

Ancoragem da Deusa Terra

Propósito: Conectar-se com a energia magnética da Terra para amplificar a própria Sexualidade Magnética.

Prática:

Encontre um local ao ar livre onde você possa ter contato direto com a terra (um jardim, praia ou floresta é ideal). Fique de pé, descalça, sentindo a conexão direta com o solo. Feche os olhos e respire profundamente, sentindo seus pés enraizados na terra. Visualize raízes energéticas crescendo de seus pés, penetrando profundamente na Terra. Imagine estas raízes alcançando o núcleo da Terra, que você visualiza como um cristal vermelho pulsante de energia sexual primordial. Comece a "puxar" esta energia para cima através de suas raízes, sentindo-a subir pelas pernas, pélvis, abdômen, peito, braços e finalmente alcançando o topo da cabeça. À medida que esta energia sobe, sinta seu corpo se tornando mais pesado, mais ancorado, mais conectado com a Terra. Agora, visualize energia cósmica dourada descendo do céu e entrando pelo topo da sua cabeça. Sinta estas duas correntes de energia - terrestre e cósmica - se encontrando e se misturando no seu coração, criando um vórtice de energia magnética poderosa. Permita que este vórtice se expanda, envolvendo todo o seu corpo em um campo magnético radiante. Afirme: "Eu sou a encarnação da Deusa Terra. Minha sexualidade é magnética, poderosa e sagrada." Continue esta prática por 15-20 minutos, terminando com uma sensação de estar profundamente ancorada e magneticamente carregada.

Projeção do Duplo Energético

Propósito: Desenvolver a capacidade de projetar sua energia sexual magnética além dos limites do corpo físico.

Prática:

Sente-se confortavelmente em um local tranquilo. Feche os olhos e respire profundamente, centrando-se completamente. Visualize uma versão energética de si mesma, um "duplo", flutuando à sua frente. Observe todos os detalhes deste duplo - sua postura, expressão, a qualidade de sua energia. Agora, focalize na região pélvica do seu duplo. Visualize uma luz dourada brilhante pulsando nesta área. Usando sua intenção e respiração, comece a "inflar" esta luz, fazendo-a crescer e se intensificar. Veja esta luz se espalhando por todo o corpo do seu duplo, até que ele esteja completamente preenchido e irradiando energia sexual magnética. Agora, projete sua consciência para este duplo energético. Sinta como é estar neste corpo de pura energia sexual magnética. A partir desta perspectiva, observe seu corpo físico e o ambiente ao seu redor. Note como sua percepção e sensações mudam. Pratique movimentar seu duplo energético pelo espaço, notando como sua energia afeta o ambiente ao seu redor. Finalmente, reintegre lentamente seu duplo energético ao seu corpo físico, trazendo consigo a sensação de expansão e poder magnético. Termine afirmando: "Minha energia sexual magnética transcende os limites físicos. Eu projeto e atraio conscientemente com meu campo energético."

A Visualização do Fluxo Energético é uma técnica avançada para expandir e projetar sua Sexualidade Magnética. Ao trabalhar conscientemente com sua energia sexual, é possível intensificar as próprias experiências, e também desenvolver uma presença magnética que naturalmente atrai e inspira os outros. Praticar regularmente para obter os melhores resultados, com o tempo, poderá notar mudanças significativas em sua energia, sua atratividade e sua experiência geral da sexualidade.

Estas práticas são poderosas e podem desencadear experiências intensas. É importante abordá-las com respeito, intenção clara e autocuidado. Se em algum momento você se sentir sobrecarregada, sempre retorne ao seu centro através da respiração e do enraizamento.

A prática regular destas visualizações pode levar a uma expansão significativa da sua consciência energética e da sua capacidade de manifestar e projetar sua Sexualidade Magnética. Cada pessoa experimenta a energia de forma única, então permita-se explorar e descobrir como o fluxo energético se manifesta especificamente para você. À medida que você se torna mais sintonizada com seu próprio fluxo energético, sua Sexualidade Magnética naturalmente se torna mais potente e autêntica. Muitas praticantes relatam experiências de maior sensibilidade energética, conexões mais profundas com parceiros, e uma sensação aumentada de poder pessoal e presença magnética em todas as áreas da vida.

Ao integrar estas práticas em sua jornada de desenvolvimento da Sexualidade Magnética, você está abrindo portas para uma expressão mais expansiva, poderosa e consciente de sua energia sexual, transformando-a em uma força vital que nutre e potencializa todos os aspectos do seu ser.

Visualização da Expansão Orgástica

A Visualização da Expansão Orgástica é uma técnica avançada no desenvolvimento da Sexualidade Magnética, que visa ampliar e intensificar a experiência orgástica além dos limites convencionais. Esta prática combina visualização guiada, técnicas de respiração e consciência corporal para transformar o orgasmo de um evento localizado e momentâneo em uma experiência expansiva, duradoura e que envolve todo o corpo. Ao dominar esta habilidade, você não apenas intensifica seu prazer sexual, mas também aumenta sua capacidade de irradiar energia magnética e vital.

O conceito de expansão orgástica está enraizado em tradições tântricas e taoistas, que veem o orgasmo não apenas como uma liberação física, mas como uma oportunidade para a transcendência e a união com a energia universal. Na perspectiva da Sexualidade Magnética, a expansão orgástica permite que você cultive e distribua energia sexual de forma mais eficiente, aumentando sua vitalidade geral e seu magnetismo pessoal.

Visualização da Onda Orgástica

Propósito: Aprender a distribuir a energia orgástica por todo o corpo.

Prática:

Encontre um local privado e confortável. Deite-se de costas, nua ou com roupas soltas. Comece com respirações profundas e lentas, relaxando completamente. Focalize sua atenção na região pélvica. Visualize uma bola de luz dourada pulsante nesta área. Comece a estimular-se sexualmente (manualmente ou com um vibrador), mantendo o foco na visualização. À medida que a excitação aumenta, veja a bola de luz ficando mais brilhante e vibrante. Quando sentir que está se aproximando do orgasmo, comece a respirar mais rapidamente e superficialmente. No momento do clímax, visualize a bola de luz explodindo em uma onda de energia dourada. Use sua respiração para "surfar" esta onda, enviando-a para cima pela coluna vertebral. Veja e sinta esta onda de prazer se espalhando por todo o corpo, da cabeça aos dedos dos pés. Continue respirando rapidamente e movendo seu corpo suavemente para manter a onda em movimento. Mantenha esta visualização por quanto tempo puder, permitindo que múltiplas ondas de prazer fluam através de você.

Meditação do Orgasmo Cósmico

Propósito: Expandir a experiência orgástica para além dos limites do corpo físico.

Prática:

Prepare-se como no exercício anterior, mas desta vez sente-se em posição de meditação. Comece a estimular-se sexualmente, mantendo uma respiração lenta e profunda. Visualize sua energia sexual como uma luz vermelha brilhante na base da coluna. À medida que a excitação aumenta, veja esta luz subindo pela coluna, ativando cada chakra:

Laranja no sacral

Amarelo no plexo solar

Verde no coração

Azul na garganta

Índigo no terceiro olho

Violeta na coroa

Quando sentir o orgasmo se aproximando, visualize o topo da sua cabeça se abrindo como uma flor de lótus. No momento do clímax, veja um jato de energia multicolorida explodindo do topo da sua cabeça, conectando-se com o cosmos. Visualize-se expandindo junto com esta energia, seu ser se fundindo com as estrelas e galáxias. Respire profunda e lentamente, mantendo esta conexão cósmica. Sinta ondas de prazer cósmico fluindo de volta para seu corpo através desta conexão. Continue esta visualização por quanto tempo puder, permitindo-se experimentar múltiplos "orgasmos cósmicos".

Circulação da Energia Orgástica

Propósito: Aprender a circular e reter a energia orgástica para aumentar a vitalidade e o magnetismo.

Prática:

Deite-se confortavelmente e comece a se estimular sexualmente. Visualize sua energia sexual como um líquido dourado brilhante na base da coluna. À medida que a excitação aumenta, veja este líquido subindo pela coluna. Quando sentir que está próxima do orgasmo, pare a estimulação física. Use a respiração e a contração dos músculos pélvicos para continuar movendo a energia para cima. Visualize a energia chegando ao topo da cabeça e então fluindo para baixo pela frente do corpo. Veja esta energia formando um circuito completo, descendo pela frente do corpo e subindo pelas costas. Continue circulando esta energia, aumentando gradualmente a velocidade do fluxo. Se desejar, retome a estimulação física, mantendo o foco na circulação da energia. No momento do orgasmo, visualize a energia explodindo em milhares de partículas douradas que preenchem cada célula do seu corpo. Continue circulando esta energia amplificada, sentindo todo o seu corpo vibrando com vitalidade orgástica.

Fusão Orgástica com os Elementos

Propósito: Conectar a energia orgástica com as forças elementais da natureza, ampliando a sensação de expansão e conexão universal.

Prática:

Escolha um local onde você possa se conectar com a natureza (idealmente ao ar livre, mas pode ser feito em um espaço interno com plantas ou cristais). Comece se estimulando sexualmente, mantendo a respiração profunda e consciente. À medida que a excitação aumenta, visualize-se fundindo com cada elemento:

Terra: Sinta seu corpo se tornando pesado e sólido. Visualize raízes crescendo de seu corpo para o centro da Terra.

Água: Imagine-se fluindo como um rio, seu corpo se tornando líquido e fluido. Fogo: Veja chamas envolvendo seu corpo, sentindo um calor intenso se espalhando de seu centro sexual.

Ar: Visualize-se se tornando leve como o ar, seu corpo se expandindo e se misturando com a atmosfera.

Éter: Imagine-se se dissolvendo no espaço infinito, tornando-se pura consciência.

No momento do orgasmo, visualize-se como uma fusão de todos estes elementos, uma força da natureza encarnada. Sinta ondas de prazer orgástico pulsando através de você e se expandindo para toda a natureza ao seu redor. Continue respirando profundamente, mantendo esta conexão expandida por quanto tempo puder.

Orgasmo do Corpo de Luz

Propósito: Experimentar o orgasmo em um nível energético sutil, transcendendo as limitações do corpo físico.

Prática:

Deite-se confortavelmente e entre em um estado meditativo profundo através da respiração consciente. Visualize seu "corpo de luz" – uma versão etérea e luminosa de você mesma – flutuando acima do seu corpo físico. Focalize sua atenção no centro sexual deste corpo de luz, vendo-o como um vórtice de energia brilhante. Use sua intenção e respiração para aumentar a intensidade deste vórtice, sem estimulação física. Imagine correntes de energia prazerosa fluindo deste vórtice para todo o corpo de luz. À medida que a intensidade aumenta, visualize seu corpo de luz se expandindo, ficando cada vez maior e mais brilhante. Quando sentir o clímax se aproximando, veja seu corpo de luz explodindo em milhões de partículas de luz, se fundindo com o universo. Experimente o "orgasmo" neste estado expandido, sentindo ondas de êxtase cósmico. Lentamente, recolha as partículas de luz, reformando seu corpo de luz e gradualmente reintegrando-o ao corpo físico. Termine a prática sentindo-se energizada e expandida, carregando esta sensação de vastidão cósmica consigo.

Orgasmo do Coração Magnético

Propósito: Integrar a energia sexual com a energia do coração, criando uma experiência orgástica emocionalmente profunda e magneticamente poderosa.

Prática:

Sente-se confortavelmente em posição de meditação. Coloque uma mão sobre o coração e outra sobre o centro sexual. Comece a respirar profundamente, imaginando que está puxando energia para o coração na inspiração e enviando-a para o centro sexual na expiração. Visualize uma luz rosa no coração e uma luz vermelha no centro sexual. À medida que continua respirando e movendo a energia, veja estas luzes se intensificando e começando a pulsar em sincronia. Comece a estimular-se sexualmente (se desejar), mantendo o foco na conexão coração-sexo. Conforme a excitação aumenta, visualize as luzes rosa e vermelha se expandindo e começando a se misturar. No momento do orgasmo, veja estas energias se fundindo completamente, criando uma explosão de luz dourada que envolve todo o seu ser. Sinta ondas de amor, êxtase e conexão fluindo através de você e irradiando para fora. Mantenha esta sensação de expansão amorosa, respirando profundamente e permitindo que a energia circule livremente entre o coração e o centro sexual. Termine a prática sentindo-se profundamente amada, conectada e magneticamente carregada.

Orgasmo Kundalini

Propósito: Despertar e canalizar a energia Kundalini para uma experiência orgástica transcendental.

Prática:

Sente-se na posição de lótus ou em uma cadeira com a coluna ereta. Visualize uma serpente enrolada na base da sua coluna. Comece com respirações lentas e profundas, focando na base da coluna. Gradualmente, aumente a velocidade e intensidade da respiração. Imagine a serpente começando a se desenrolar e subir pela coluna. À medida que a serpente sobe, sinta cada chakra sendo ativado e energizado. Quando a energia alcançar o topo da cabeça, visualize-a explodindo em uma luz branca brilhante. Permita que seu corpo comece a se mover espontaneamente, seguindo o fluxo da energia. Experimente o "orgasmo kundalini" como ondas de êxtase fluindo através de todo o seu ser. Continue respirando intensamente e movendo-se, permitindo que a energia circule livremente. Gradualmente, diminua a intensidade, sentindo a energia se estabilizar em um nível elevado.

Orgasmo Quântico

Propósito: Experimentar o orgasmo em múltiplas dimensões simultaneamente.

Prática:

Deite-se confortavelmente e entre em um estado profundo de relaxamento. Visualize-se existindo em múltiplas realidades paralelas simultaneamente. Em cada realidade, veja-se engajada em uma forma diferente de expressão sexual ou sensual. Comece a sincronizar sua respiração entre todas estas versões de você. Gradualmente, aumente a intensidade da energia sexual em cada realidade. Visualize linhas de energia conectando todas estas versões de você. Quando sentir o clímax se aproximando, veja todas as versões chegando ao orgasmo simultaneamente. Experimente o "orgasmo quântico" como uma explosão de prazer que transcende o espaço-tempo. Sinta-se expandindo para abranger todas estas realidades, tornando-se uma consciência vasta e multidimensional. Lentamente, reintegre todas estas experiências em seu ser presente, carregando consigo a sensação de vastidão e possibilidades infinitas.

Orgasmo da Fonte Criativa

Propósito: Conectar-se com a energia criativa primordial do universo através do orgasmo.

Prática:

Crie um espaço sagrado com objetos que representem os quatro elementos e sua criatividade pessoal. Sente-se ou deite-se confortavelmente neste espaço. Visualize-se no centro de um vasto oceano cósmico de potencial criativo. Comece a respirar profundamente, imaginando que está inspirando esta energia criativa primordial. À medida que a energia se acumula, veja-a tomando forma como imagens, sons, ou sensações em seu corpo. Permita que seu corpo comece a se mover ou que sons surjam espontaneamente, expressando esta energia criativa. Conforme a intensidade aumenta, visualize-se dando à luz a novos mundos, ideias, ou formas de expressão. No momento do clímax, experimente o "orgasmo criativo" como uma explosão de inspiração e possibilidades infinitas. Após o clímax, permaneça em um estado receptivo, aberta a insights e visões criativas. Termine a prática expressando sua experiência de alguma forma tangível – através de escrita, desenho, movimento ou som.

Orgasmo da União Sagrada

Propósito: Experimentar a união das energias masculina e feminina dentro de si, culminando em um orgasmo de totalidade.

Prática:

Prepare um altar com símbolos das energias masculina e feminina. Sente-se em frente ao altar em posição de meditação. Visualize sua energia feminina como uma deusa dourada à sua esquerda e sua energia masculina como um deus prateado à sua direita. Comece a respirar profundamente, alternando sua atenção entre estas duas figuras. Gradualmente, veja estas figuras se aproximando uma da outra, dançando em uma espiral de energia. À medida que a dança se intensifica, sinta estas energias começando a se fundir dentro de você. Visualize a união destas energias criando uma terceira entidade - um ser andrógino de luz pura. Quando sentir o clímax se aproximando, veja-se se tornando este ser de luz. Experimente o "orgasmo da união sagrada" como uma explosão de completude e harmonia perfeita. Permaneça neste estado de união por quanto tempo puder, sentindo-se completa e perfeitamente equilibrada.

Orgasmo Akáshico

Propósito: Acessar os registros akáshicos através da energia orgástica, obtendo insights profundos sobre sua jornada de alma.

Prática:

Crie um espaço sagrado e protegido, possivelmente com cristais e incenso. Deite-se confortavelmente e entre em um estado profundo de transe através da respiração e relaxamento. Visualize uma biblioteca cósmica infinita à sua frente. Comece a estimular sua energia sexual, seja mentalmente ou fisicamente. À medida que a energia aumenta, veja-se flutuando em direção à biblioteca. Conforme se aproxima do clímax, visualize as portas da biblioteca se abrindo. No momento do orgasmo, projete-se para dentro da biblioteca. Permita que livros, imagens ou símbolos venham até você, carregando informações sobre suas vidas passadas, propósito de vida, ou lições kármicas. Permaneça neste estado receptivo, absorvendo as informações que se apresentam. Ao retornar, registre imediatamente os insights recebidos.

Orgasmo da Ascensão

Propósito: Utilizar a energia orgástica para elevar sua frequência vibracional e experimentar estados de consciência ascensionados.

Prática:

Prepare-se com um jejum leve e meditação prévia. Deite-se em uma posição confortável, alinhando-se com os pontos cardeais. Visualize seu corpo energético se alinhando com as grades cristalinas da Terra. Comece a respirar em um padrão específico: inspire por 4, segure por 7, expire por 8.

Enquanto respira, visualize cada chakra se ativando e acelerando sua rotação. Comece a estimular sua energia sexual, focando na subida da energia pela coluna. À medida que se aproxima do clímax, visualize seu corpo se tornando cada vez mais luminoso. No momento do orgasmo, veja-se explodindo em luz pura, sua consciência se expandindo para dimensões superiores.

Neste estado expandido, sintonize-se com frequências e seres de luz de dimensões superiores. Gradualmente, reintegre esta energia de alta frequência em seu corpo físico, sentindo cada célula vibrando em um nível mais elevado.

Orgasmo da Merkaba

Propósito: Ativar seu veículo de luz merkaba através da energia orgástica, facilitando viagens interdimensionais.

Prática:

Sente-se em posição de meditação em um local tranquilo e energeticamente limpo. Visualize dois tetraedros interpenetrados ao redor do seu corpo, formando uma estrela tridimensional. Comece a respirar de forma rítmica, imaginando os tetraedros começando a girar em direções opostas. Gradualmente, aumente a velocidade de rotação dos tetraedros através da intensificação da sua respiração. Comece a estimular sua energia sexual, visualizando-a alimentando a rotação dos tetraedros. À medida que se aproxima do clímax, veja a velocidade de rotação aumentando exponencialmente. No momento do orgasmo, visualize os tetraedros atingindo a velocidade da luz, criando um campo de luz brilhante ao seu redor. Neste estado ativado, projete sua consciência para outras dimensões ou realidades. Explore estes reinos interdimensionais, coletando informações ou energias. Ao retornar, desacelere gradualmente a rotação dos tetraedros, integrando as experiências em seu ser.

Orgasmo da Síntese Galática

Propósito: Sintonizar-se com as energias de diferentes sistemas estelares e integrá-las através do orgasmo.

Prática:

Crie um espaço sagrado com representações de diferentes sistemas estelares (Plêiades, Sírius, Andrômeda, etc.). Deite-se em posição de estrela, com braços e pernas estendidos. Comece a respirar profundamente, imaginando-se flutuando no espaço profundo. Focalize em cada sistema estelar, um por vez, sentindo sua energia única entrando em seu corpo. À medida que absorve estas energias, permita que sua própria energia sexual comece a despertar. Visualize cada energia estelar como uma cor ou frequência diferente, misturando-se em seu campo energético. Conforme se aproxima do clímax, veja todas estas energias convergindo para seu centro sexual. No momento do orgasmo, experimente uma "fusão estelar" dentro de você, sintetizando todas estas energias galácticas. Sinta-se como um portal vivo entre a Terra e as estrelas, canalizando esta síntese de energia para o planeta. Gradualmente, reintegre-se, sentindo-se como um ser galático encarnado.

Estas práticas de Visualização da Expansão Orgástica são poderosas ferramentas para amplificar sua Sexualidade Magnética. Elas não apenas intensificam o prazer sexual, mas também aumentam sua capacidade de gerar, reter e distribuir energia vital por todo o seu ser.

É importante abordar estas práticas com uma mente aberta e sem expectativas rígidas. Cada pessoa experimenta a energia sexual de forma única, e pode levar tempo e prática para desenvolver a capacidade de expansão orgástica.

Lembre-se também de praticar com intenção e respeito por seu corpo e energia. É comum experimentar emoções intensas ou até mesmo insights profundos durante estas práticas. Permita-se sentir plenamente e integrar estas experiências.

Com prática regular, você pode descobrir uma capacidade expandida não apenas para o prazer sexual, mas para uma conexão mais profunda consigo mesma, com seus parceiros e com o universo como um todo. Esta expansão da consciência orgástica pode levar a uma presença magnética mais poderosa e radiante em todos os aspectos da sua vida.

Exercícios práticos para ativar a Sexualidade Magnética

Autoconhecimento Corporal

Exploração Sensorial

Onde: No conforto do seu quarto

Como: Dedique 15 minutos diários para explorar seu corpo com diferentes texturas (penas, seda, gelo). Observe as sensações sem julgamento.

Mapeamento Erótico

Onde: Em frente a um espelho de corpo inteiro

Como: Uma vez por semana, observe seu corpo nu. Identifique e anote 5 características que você ama e 2 que gostaria de aceitar melhor.

Cultivo da Energia Sexual

Respiração Ovariana

Onde: Em qualquer lugar calmo e privado

Como: Sente-se confortavelmente. Inspire, visualizando energia dourada entrando pelos ovários. Expire, espalhando essa energia pelo corpo. Pratique por 5-10 minutos diariamente.

Kegels Conscientes

Onde: Durante atividades cotidianas (ex: no trânsito, fazendo compras)

Como: Contraia os músculos do assoalho pélvico por 5 segundos, relaxe por 5 segundos. Repita 10 vezes, 3 vezes ao dia.

Desenvolvimento de Presença e Carisma

Exercício do Olhar Magnético

Onde: Em espaços públicos (ex: café, parque)

Como: Escolha uma pessoa e mantenha contato visual por 3 segundos, sorrindo suavemente. Pratique com 5 pessoas diferentes por semana.

Caminhada Consciente

Onde: Em um parque ou rua tranquila

Como: Caminhe por 10 minutos, focando na sensação dos pés tocando o chão e na postura ereta. Imagine-se irradiando confiança.

Expressão Vocal e Comunicação

Vocalização Sensual

Onde: No chuveiro ou em um espaço privado

Como: Experimente diferentes tons de voz, do sussurro ao gemido suave. Observe como cada som ressoa em seu corpo. Pratique por 5 minutos diariamente.

Diário de Desejos

Onde: Em um caderno privado

Como: Diariamente, escreva uma fantasia ou desejo sexual sem censura. Leia em voz alta para si mesma uma vez por semana.

Conexão Emocional e Vulnerabilidade

Exercício do Espelho Emocional

Onde: Em frente a um espelho

Como: Por 5 minutos diários, olhe nos seus próprios olhos e expresse verbalmente uma emoção vulnerável (ex: "Eu tenho medo de...", "Eu desejo...").

Círculo de Partilha

Onde: Com um grupo de amigas confiáveis

Como: Mensalmente, reúna-se para compartilhar experiências e sentimentos sobre sexualidade em um espaço seguro e sem julgamentos.

Integração Mente-Corpo

Dança Livre

Onde: Em um espaço privado com música

Como: Por 15 minutos, 3 vezes por semana, dance livremente, focando na expressão das sensações do corpo através do movimento.

Meditação Sensual

Onde: Em um ambiente confortável e privado

Como: Sente-se ou deite-se confortavelmente. Por 10 minutos, focalize sua atenção em uma parte do corpo, imaginando-a preenchida com energia prazerosa.

Expressão Criativa da Sexualidade

Colagem Erótica

Onde: Em seu espaço criativo pessoal

Como: Mensalmente, crie uma colagem com imagens que representem sua sexualidade ideal. Use revistas, fotos, ou desenhos próprios.

Escrita Erótica

Onde: Em um diário privado ou computador pessoal

Como: Semanalmente, dedique 30 minutos para escrever uma história erótica ou um poema sensual, explorando suas fantasias e desejos.

Cultivo da Confiança Corporal

Fotografia Autoral

Onde: Em um ambiente privado e confortável

Como: Mensalmente, faça uma sessão de fotos de si mesma, explorando ângulos e poses que a façam se sentir poderosa e sensual. Não é necessário nudez, foque em capturar sua essência.

Ritual de Autocuidado Sensual

Onde: No banheiro ou quarto

Como: Semanalmente, dedique 1 hora para um ritual de beleza elaborado. Use óleos aromáticos, tome um banho de imersão, massageie seu corpo com intenção e carinho.

Expansão da Consciência Sexual

Meditação dos Chakras Sexuais

Onde: Em um espaço tranquilo e privado

Como: Duas vezes por semana, pratique uma meditação guiada focada nos chacras inferiores (raiz, sacral e plexo solar). Visualize-os como vórtices de energia brilhante e saudável.

Journaling de Sonhos Eróticos

Onde: Ao lado da cama

Como: Mantenha um diário específico para registrar sonhos com conteúdo sexual ou sensual. Ao acordar, anote imediatamente, explorando os simbolismos e emoções associados.

Desenvolvimento da Presença Magnética

Exercício de Ancoragem

Onde: Em situações sociais ou profissionais

Como: Antes de entrar em um ambiente importante, pause por 30 segundos. Respire profundamente, sinta seus pés no chão e visualize-se irradiando uma luz dourada. Use esta técnica para centrar-se e amplificar sua presença.

Prática de Pausas Poderosas

Onde: Durante conversas ou apresentações

Como: Conscientemente, insira pausas de 2-3 segundos em sua fala. Mantenha contato visual suave e respire calmamente. Isso cria uma aura de mistério e aumenta o impacto de suas palavras.

Expansão do Repertório Sensorial

Degustação *Mindful*

Onde: Na cozinha ou em um restaurante

Como: Uma vez por semana, escolha uma refeição para praticar a alimentação consciente. Explore cada sabor, textura e aroma com atenção plena. Relacione as sensações com experiências sensuais.

Biblioteca de Aromas

Onde: Em casa

Como: Crie uma coleção de óleos essenciais ou perfumes. Diariamente, escolha um aroma para usar, focando em como ele afeta seu humor e sua sensualidade.

Integração da Sexualidade no Cotidiano

Afirmações Sensuais

Onde: Em frente ao espelho

Como: Toda manhã, olhe-se nos olhos e repita 3 afirmações positivas sobre sua sexualidade (ex: "Sou uma mulher sensual e poderosa", "Minha energia sexual é uma fonte de criatividade e força").

Movimento Consciente

Onde: Durante atividades diárias

Como: Ao realizar tarefas comuns (como lavar louça ou arrumar a casa), mova-se com intenção e graça. Imagine que cada movimento é uma dança sensual.

Exploração de Limites e Desejos

Mapa dos Desejos

Onde: Em um espaço privado e confortável

Como: Trimestralmente, crie um mapa mental ou visual de seus desejos sexuais. Inclua fantasias, práticas que gostaria de explorar e limites que deseja respeitar.

Diálogo Interno Compassivo

Onde: Em momentos de reflexão privada

Como: Quando surgir um pensamento de julgamento sobre seus desejos ou seu corpo, pratique respondê-lo com compaixão e aceitação. Escreva tanto o pensamento crítico quanto a resposta compassiva.

Conexão com a Natureza e Ciclos Femininos

Ritual Lunar

Onde: Ao ar livre ou perto de uma janela

Como: A cada lua cheia, realize um ritual pessoal. Pode incluir meditação, escrita, ou simplesmente banhar-se ao luar. Conecte-se com a energia cíclica feminina.

Banho de Floresta Sensorial

Onde: Em um parque ou área natural

Como: Mensalmente, faça uma caminhada na natureza, focando em estimular todos os sentidos. Toque diferentes texturas, ouça os sons, cheire as plantas. Reflita sobre como isso desperta sua sensualidade.

Desenvolvimento da Voz Sensual

Exercícios de Ressonância

Onde: Em um espaço privado

Como: Diariamente, pratique 5 minutos de exercícios vocais. Comece com um "hum" suave, sentindo a vibração no peito, depois mova para a garganta e finalmente para a cabeça. Explore diferentes tonalidades e volumes.

Leitura Erótica em Voz Alta

Onde: No quarto ou em um espaço íntimo

Como: Semanalmente, leia em voz alta um trecho de literatura erótica por 10 minutos. Foque na modulação da voz, pausas dramáticas e expressão emocional.

Cultivo da Energia Sexual Criativa

Pintura Intuitiva

Onde: Em um espaço artístico pessoal

Como: Mensalmente, reserve 1 hora para pintar livremente, deixando sua energia sexual guiar os movimentos e escolhas de cores. Não julgue o resultado, foque no processo.

Dança do Ventre Meditativa

Onde: Em frente a um espelho ou em um espaço aberto

Como: Duas vezes por semana, pratique movimentos básicos de dança do ventre por 15 minutos. Foque na conexão entre o movimento e sua energia sexual interna.

Expansão da Consciência Corporal

Yoga Sensual

Onde: Em um espaço confortável em casa

Como: Três vezes por semana, pratique uma sequência de yoga focada em abrir os quadris e estimular o chakra sacral. Inclua posturas como a Deusa, Pomba e Cobra.

Automassagem Tântrica

Onde: Na privacidade do seu quarto

Como: Semanalmente, dedique 20 minutos para uma automassagem consciente. Use óleos aromáticos e toque cada parte do corpo com intenção e gratidão.

Desenvolvimento do Magnetismo Social

Prática de Storytelling Sensual

Onde: Em encontros sociais ou dates

Como: Prepare e pratique contar 3-5 histórias pessoais que sutilmente evoquem sensualidade. Foque na construção de tensão e no uso de linguagem evocativa.

Exercício de Presença Magnética

Onde: Em espaços públicos

Como: Uma vez por semana, vá a um café ou local público. Sente-se confortavelmente e imagine-se irradiando uma luz dourada. Observe como as pessoas reagem à sua presença.

Integração Mente-Corpo-Espírito

Ritual de Conexão com os Elementos

Onde: Na natureza ou em um espaço sagrado pessoal

Como: Mensalmente, realize um ritual conectando-se com os quatro elementos. Use água para purificação, incenso para ar, velas para fogo e cristais ou plantas para terra. Reflita sobre como cada elemento se relaciona com sua sexualidade.

Meditação do Útero Sagrado

Onde: Em um espaço tranquilo e privado

Como: Semanalmente, pratique uma meditação focada no útero (mesmo se não tiver um fisicamente). Visualize-o como um caldeirão de energia criativa e sexual. Envie amor e gratidão para esta área.

Exploração de Limites e Consentimento

Workshop de Comunicação de Limites

Onde: Em um espaço seguro com um parceiro ou amigo confiável

Como: Mensalmente, pratique expressar limites e desejos claramente. Use frases como "Eu gosto quando...", "Eu não me sinto confortável com...", "Eu gostaria de explorar...".

Diário de Reflexão sobre Consentimento

Onde: Em um jornal privado

Como: Semanalmente, reflita e escreva sobre suas experiências com consentimento. Analise situações onde você deu ou recebeu consentimento, e como isso afetou sua experiência.

Cultivo da Sensualidade Cotidiana

Ritual de Vestimenta Consciente

Onde: No seu closet ou quarto

Como: Diariamente, ao se vestir, escolha uma peça de roupa ou acessório que aumente sua sensação de sensualidade. Ao vesti-la, afirme sua intenção de carregar essa energia ao longo do dia.

Prática de Movimentos Fluidos

Onde: Em casa, durante tarefas cotidianas

Como: Conscientemente, incorpore movimentos mais fluidos e graciosos em suas atividades diárias. Imagine que cada movimento é parte de uma dança sensual, mesmo ao realizar tarefas mundanas.

Expansão da Inteligência Erótica

Clube do Livro Erótico

Onde: Online ou em encontros presenciais com amigas confiáveis

Como: Mensalmente, leia e discuta um livro com temas de sexualidade, erotismo ou desenvolvimento pessoal relacionado à sexualidade magnética.

Exploração de Fantasias Seguras

Onde: Em um espaço privado e seguro

Como: Bimestralmente, escolha uma fantasia para explorar de forma segura e consensual, seja através de role-play, escrita, ou visualização guiada.

Lembre-se de que o desenvolvimento da Sexualidade Magnética é uma jornada pessoal e contínua. Adapte-as conforme necessário e sempre respeite seus próprios limites e conforto. A chave é a consistência e a intenção por trás das práticas, não a perfeição na execução. Ao integrar gradualmente estas atividades em sua vida, você estará nutrindo e expandindo sua Sexualidade Magnética de forma holística e autêntica. Comece com as práticas que mais ressoam com você e gradualmente incorpore outras à medida que se sentir confortável.

A Psicologia da Sexualidade Magnética

A Sexualidade Magnética Feminina está profundamente enraizada nos aspectos psicológicos da mulher, começando com o autoconceito sexual. Este elemento fundamental refere-se à forma como uma mulher se percebe como ser sexual, englobando suas crenças, atitudes e valores em relação à própria sexualidade. Um autoconceito sexual positivo e saudável é a base da Sexualidade Magnética, permitindo que a mulher se veja como um ser sexualmente poderoso, digno de prazer e capaz de atrair e manter conexões significativas.

O desenvolvimento deste aspecto envolve um processo contínuo de desconstrução de crenças limitantes, muitas vezes internalizadas desde a infância ou impostas por normas sociais restritivas. À medida que uma mulher cultiva um autoconceito sexual positivo, ela naturalmente irradia uma confiança que é magneticamente atraente, não apenas em contextos sexuais, mas em todas as áreas de sua vida.

A inteligência emocional sexual é outro aspecto psicológico crucial da Sexualidade Magnética Feminina. Esta faceta envolve a capacidade de reconhecer, compreender e gerenciar as próprias emoções relacionadas à sexualidade, bem como a habilidade de perceber e responder adequadamente às emoções dos outros em contextos sexuais e românticos.

A mulher que tem alta inteligência emocional sexual é capaz de navegar com graça as complexidades das interações íntimas, criando experiências profundamente satisfatórias para si e para seus parceiros. Ela é hábil em comunicar seus desejos e limites, ler sinais não verbais sutis e criar um espaço emocionalmente seguro para a expressão sexual autêntica. Esta capacidade de conexão emocional profunda é um componente poderoso da Sexualidade Magnética, atraindo outros não apenas pelo aspecto físico, mas pela promessa de uma experiência emocionalmente rica e gratificante.

O mindset de abundância sexual é um aspecto psicológico que distingue significativamente as mulheres com Sexualidade Magnética desenvolvida. Este estado mental se caracteriza pela crença de que existem amplas oportunidades para conexões sexuais e românticas satisfatórias, em contraste com uma mentalidade de escassez que pode levar a comportamentos de apego inseguro ou competição desnecessária.

Uma mulher com um mindset de abundância sexual aborda suas interações com uma sensação de tranquilidade e confiança, sabendo que sua felicidade e satisfação não dependem de uma pessoa ou oportunidade específica. Esta atitude não apenas a torna mais atraente, pois elimina a pressão e a urgência muitas vezes associadas à busca por conexões, mas também a permite ser mais seletiva e autêntica em suas escolhas. O mindset de abundância também se estende à generosidade sexual e emocional, criando um ciclo positivo de dar e receber que amplifica ainda mais seu magnetismo.

A integração sombra-luz na sexualidade é um aspecto psicológico profundo e transformador da Sexualidade Magnética Feminina. Este processo envolve o reconhecimento, aceitação e eventual integração de todos os aspectos da sexualidade, incluindo aqueles que podem ter sido previamente reprimidos ou considerados "sombrios" ou inaceitáveis. Uma mulher que abraça tanto seus desejos mais luminosos quanto seus impulsos mais obscuros, dentro de um contexto ético e consensual, emana uma completude e autenticidade que é irresistivelmente magnética.

Esta integração permite uma expressão sexual mais plena e livre de vergonha, onde fantasias, desejos e expressões sexuais diversas são vistas como partes naturais e valiosas da experiência humana. O resultado é uma presença sexual que é simultaneamente poderosa e vulnerável, misteriosa e transparente, criando um magnetismo que atrai profundamente os outros, não apenas pela promessa de prazer físico, mas pela oportunidade de experimentar uma conexão verdadeiramente autêntica e transformadora.

Já a resiliência sexual é um componente psicológico crucial da sexualidade magnética feminina que merece atenção especial. Este aspecto se refere à capacidade de uma mulher de manter uma visão positiva e empoderada de sua sexualidade, mesmo diante de desafios, rejeições ou experiências negativas.

A resiliência sexual permite que uma mulher se recupere de contratempos emocionais ou físicos relacionados à sua vida sexual sem perder sua essência magnética. Isso inclui a habilidade de processar experiências difíceis, como términos de relacionamentos, problemas de saúde sexual ou traumas passados, de uma maneira que promova crescimento e fortalecimento, em vez de diminuição da autoestima sexual. Mulheres com alta resiliência sexual são capazes de manter sua confiança e atratividade magnética mesmo em períodos de adversidade, vendo cada desafio como uma oportunidade de aprofundar sua compreensão e conexão com sua própria sexualidade.

O conceito de "flow" sexual, derivado da psicologia positiva, é outro aspecto importante da sexualidade magnética feminina. Este estado mental se caracteriza por uma imersão total e prazerosa na experiência sexual, onde há um equilíbrio perfeito entre desafio e habilidade. Uma mulher que cultiva a capacidade de entrar em "flow" sexual irradia uma presença magnética durante encontros íntimos, pois está completamente presente, responsiva e conectada com o momento. Este estado de flow não se limita apenas ao ato sexual em si, mas pode se estender a todas as interações com conotações sensuais ou românticas. A habilidade de entrar facilmente neste estado de flow sexual aumenta significativamente o magnetismo de uma mulher, pois cria experiências profundamente satisfatórias e memoráveis para ela e seus parceiros.

A autonomia psicológica em relação à sexualidade é outro pilar fundamental da sexualidade magnética feminina. Isso se refere à capacidade de uma mulher de definir e viver sua sexualidade de acordo com seus próprios termos, livre de coerção externa ou pressões sociais internalizadas. Uma mulher sexualmente autônoma toma decisões conscientes sobre sua vida sexual baseadas em seus próprios desejos, valores e limites, não em expectativas impostas por outros ou pela sociedade. Esta autonomia se manifesta como uma confiança magnética em suas escolhas sexuais, sejam elas convencionais ou não. A autonomia sexual psicológica também inclui a capacidade de dizer "não" sem culpa e "sim" sem vergonha, criando um campo de energia sexual que é simultaneamente convidativo e respeitável.

O conceito de "erotismo mental" é um aspecto sofisticado da psicologia da sexualidade magnética feminina. Isso se refere à capacidade de uma mulher de cultivar e manter um estado mental eroticamente carregado, independente de estímulos físicos externos. Uma mulher que domina o erotismo mental pode acessar e irradiar energia sexual a vontade, criando uma aura de sensualidade que é palpável para aqueles ao seu redor. Este aspecto envolve uma rica vida imaginativa sexual, a habilidade de encontrar beleza e sensualidade em experiências cotidianas, e a capacidade de manter um diálogo interno erótico positivo. O erotismo mental alimenta a sexualidade magnética, mantendo a energia sexual viva e vibrante, mesmo em períodos de abstinência física ou em situações não sexuais.

A integração do "arquétipo da amante" na psique feminina é um aspecto profundo da sexualidade magnética. Este conceito, derivado da psicologia junguiana, refere-se à incorporação consciente dos aspectos arquetípicos da amante – paixão, criatividade, sensualidade e conexão com a força vital – na identidade de uma mulher. Ao abraçar plenamente este arquétipo, uma mulher acessa uma fonte profunda de poder sexual e criativo que transcende as noções superficiais de atratividade. A integração do arquétipo da amante resulta em uma presença que é simultaneamente terrena e etérea, conectando a mulher tanto com seus instintos primordiais quanto com sua natureza divina.

Esta integração cria um magnetismo sexual que é profundamente transformador, atraindo outros não apenas pelo prazer físico, mas pela promessa de uma conexão que toca a alma.

Os aspectos adicionais da psicologia da sexualidade magnética feminina demonstram a profundidade e complexidade deste conceito. Eles ressaltam que a verdadeira sexualidade magnética é um fenômeno holístico que engloba não apenas comportamentos ou aparências externas, mas um estado interno rico e multifacetado de ser e experimentar a própria sexualidade.

Há também o conceito de "ressonância erótica" que é um elemento sutil, mas poderoso, da sexualidade magnética feminina. Esta qualidade se refere à capacidade de uma mulher de sintonizar-se energeticamente com seu ambiente e com as pessoas ao seu redor, criando um campo de atração que transcende a interação física ou verbal. Uma mulher com forte ressonância erótica é capaz de "sentir" a energia sexual de um espaço ou de um potencial parceiro, e ajustar sua própria frequência energética para criar harmonia ou tensão sexual intencional.

Esta habilidade não apenas aumenta a intensidade das interações sexuais, mas também permite que ela navegue com graça em diferentes contextos sociais, sempre mantendo uma aura de sensualidade magnética. Desenvolver a ressonância erótica envolve práticas de consciência energética, meditação e uma profunda conexão com os próprios sentidos e intuição.

Já a "flexibilidade de papéis sexuais" é outro aspecto crucial da psicologia da sexualidade magnética feminina. Isso se refere à capacidade de uma mulher de fluir com facilidade entre diferentes arquétipos ou papéis sexuais, dependendo do contexto ou das necessidades do momento. Uma mulher sexualmente magnética pode encarnar a energia da sedutora apaixonada, da nurturadora sensual, da dominadora poderosa ou da submissa receptiva, tudo com autenticidade e confiança.

Esta flexibilidade não apenas aumenta sua atratividade para uma gama mais ampla de parceiros, mas também enriquece suas próprias experiências sexuais, permitindo-lhe explorar diferentes facetas de sua sexualidade. A chave para esta flexibilidade está na aceitação e integração de todos os aspectos do eu sexual, sem julgamento ou vergonha.

O "cultivo do mistério erótico" é um elemento psicológico que adiciona uma camada de profundidade à sexualidade magnética feminina. Este conceito envolve a habilidade de manter um senso de enigma e intriga em torno da própria sexualidade, não através de jogos manipulativos, mas através de uma genuína exploração contínua do eu sexual. Uma mulher que cultiva o mistério erótico nunca se considera completamente "conhecida" sexualmente, mesmo por si mesma. Ela mantém uma atitude de curiosidade e descoberta em relação à sua própria sexualidade, o que naturalmente desperta a curiosidade e o interesse dos outros. Este mistério não é uma fachada, mas um reflexo da complexidade e da natureza em constante evolução da sexualidade feminina.

A "integração da sombra sexual" é um processo psicológico profundo que contribui significativamente para a sexualidade magnética feminina. Este conceito, derivado da psicologia junguiana, refere-se ao reconhecimento e aceitação dos aspectos "sombrios" ou reprimidos da própria sexualidade. Isso pode incluir fantasias consideradas tabu, desejos que contradizem a autoimagem consciente, ou aspectos da sexualidade que foram negados devido a condicionamentos culturais ou traumas passados. Uma mulher que integra sua sombra sexual emana uma completude e autenticidade que é profundamente magnética. Ela não teme suas próprias profundezas sexuais e, portanto, é capaz de criar um espaço seguro para que outros explorem suas próprias sombras sexuais.

O conceito de "presença arquetípica sexual" é outro elemento sofisticado da sexualidade magnética feminina. Isso se refere à capacidade de uma mulher de encarnar conscientemente diferentes arquétipos sexuais femininos – como a Deusa, a Feiticeira, a Rainha, a Amante – de uma maneira que ressoa com sua autenticidade pessoal. Ao acessar e expressar estas energias arquetípicas, uma mulher toca algo profundo e primordial tanto em si mesma quanto nos outros. Esta presença arquetípica cria um magnetismo que vai além da atração física, conectando-se com os aspectos mais profundos e muitas vezes inconscientes da psique humana.

A "alquimia do desejo" é um aspecto da sexualidade magnética feminina que envolve a habilidade de transformar e direcionar conscientemente a energia do desejo sexual. Uma mulher que domina esta alquimia é capaz de cultivar, intensificar e canalizar seu desejo sexual não apenas para encontros eróticos, mas também para alimentar sua criatividade, vitalidade e poder pessoal em todas as áreas da vida. Ela entende o desejo não apenas como uma força que a impulsiona em direção a um objeto de atração, mas como uma energia criativa que pode ser utilizada para manifestar seus objetivos e visões. Esta capacidade de trabalhar conscientemente com a energia do desejo cria uma aura de potência e magnetismo que é palpável para aqueles ao seu redor.

O conceito de "transcendência sexual" representa um aspecto elevado da sexualidade magnética feminina. Isso se refere à capacidade de uma mulher de usar sua sexualidade como um caminho para experiências transcendentes e de expansão da consciência. Uma mulher que explora a transcendência sexual vê cada encontro erótico como uma oportunidade potencial para a união sagrada, a cura profunda ou a iluminação espiritual. Esta abordagem à sexualidade cria um magnetismo que atrai não apenas pelo prazer físico, mas pela promessa de uma jornada transformadora e espiritualmente significativa. A transcendência sexual envolve práticas como o tantra, a meditação sexual e rituais eróticos sagrados, integrando o físico, o emocional e o espiritual em uma expressão holística da sexualidade.

Estes aspectos da psicologia da sexualidade magnética feminina demonstram a profundidade e a complexidade deste conceito. Eles ressaltam que a verdadeira sexualidade magnética é um fenômeno multidimensional que engloba aspectos energéticos, arquetípicos, sombrios e transcendentes da experiência sexual feminina. Cultivar estes elementos pode levar a uma expressão de sexualidade que é não apenas atraente, mas profundamente transformadora, empoderada e espiritualmente enriquecedora.

Sexualidade Magnética e Relacionamentos

A Sexualidade Magnética desempenha um papel importantíssimo nos relacionamentos, influenciando não apenas a atração inicial, mas também a manutenção da paixão e intimidade ao longo do tempo. Em relacionamentos de longo prazo, a Sexualidade Magnética atua como um catalisador para a renovação constante do interesse mútuo e da conexão emocional. Por exemplo, um casal que está junto há uma década pode manter a chama acesa através de práticas conscientes de Sexualidade Magnética. Eles podem implementar rituais semanais de "encontros sensuais", onde se dedicam a explorar novas formas de intimidade, como massagens tântricas ou jogos de role-play erótico. Estes momentos dedicados não apenas reavivam a atração física, mas também aprofundam a conexão emocional e espiritual do casal.

Comunicação Sexual Avançada

A comunicação sexual avançada é um componente essencial da Sexualidade Magnética nos relacionamentos. Isso vai além de simplesmente expressar preferências sexuais; envolve a criação de um diálogo contínuo e nuançado sobre desejos, fantasias e limites em constante evolução. Um exemplo prático seria um casal que implementa uma "caixa de desejos" em seu quarto, onde ambos os parceiros podem anonimamente depositar notas descrevendo novas fantasias ou experiências que gostariam de explorar. Mensalmente, eles dedicam uma noite para discutir e potencialmente agir sobre essas sugestões, criando um ambiente de exploração segura e excitante que mantém viva a curiosidade sexual mútua.

Manutenção da Tensão Sexual

A manutenção da tensão sexual em relacionamentos de longo prazo é outro aspecto crucial onde a Sexualidade Magnética se manifesta. Isso envolve o equilíbrio delicado entre familiaridade e mistério. Um casal praticando conscientemente a Sexualidade Magnética pode, por exemplo, implementar a prática de "dias de sedução alternados". Nestes dias, um parceiro assume o papel de sedutor, criando antecipação e tensão através de mensagens sugestivas, toques sutis ou preparativos para um encontro especial. Esta prática não apenas mantém o elemento de surpresa na relação, mas também permite que cada parceiro alterne entre os papéis de perseguidor e perseguido, mantendo viva a dinâmica de atração.

Resolução de Conflitos Sexuais

A Sexualidade Magnética também se manifesta na forma como os casais navegam os desafios e conflitos em seus relacionamentos. Em vez de permitir que desentendimentos diminuam a atração mútua, casais magneticamente sexuais podem usar essas situações para aprofundar sua conexão. Por exemplo, após uma discussão acalorada, em vez de se afastarem emocionalmente, eles podem engajar em um ritual de "reconexão sensual". Isso pode envolver uma prática de respiração sincronizada, seguida por um exercício de toque não-sexual, onde cada parceiro expressa apreciação pelo corpo do outro, reconectando-se fisicamente e emocionalmente.

Relacionamentos e intimidade

Em relacionamentos não-monogâmicos ou abertos, a Sexualidade Magnética pode ser uma ferramenta poderosa para manter a conexão primária forte, mesmo enquanto se exploram conexões com outros. Um casal praticando poliamor, por exemplo, pode usar técnicas de Sexualidade Magnética para criar um "santuário energético" em sua relação principal. Isso pode envolver rituais específicos de reconexão após encontros com outros parceiros, como uma meditação tântrica conjunta ou uma sessão de massagem íntima, reafirmando e fortalecendo seu vínculo único.

A integração da Sexualidade Magnética em relacionamentos também envolve a expansão da intimidade para além do quarto. Casais podem cultivar uma atmosfera de erotismo sutil em sua vida cotidiana. Por exemplo, eles podem estabelecer um código secreto de toques ou olhares que comunicam desejo em situações públicas, mantendo uma corrente subterrânea de tensão sexual mesmo durante atividades mundanas como fazer compras ou jantar com amigos. Esta prática não apenas aumenta a excitação mútua, mas também fortalece a cumplicidade e a conexão exclusiva do casal.

A Sexualidade Magnética em relacionamentos também se manifesta na forma como os parceiros apoiam o crescimento sexual individual um do outro. Um casal comprometido com esta prática cria espaço para a exploração e desenvolvimento sexual pessoal. Por exemplo, eles podem encorajar um ao outro a participar de workshops de sexualidade, praticar técnicas de autocuidado sensual, ou explorar novas formas de expressão erótica, como a escrita ou a arte erótica. Ao apoiar o florescimento sexual individual de cada parceiro, o relacionamento como um todo se beneficia de uma energia sexual mais rica e diversificada.

A integração da Sexualidade Magnética em relacionamentos cria uma dinâmica onde a atração, a intimidade e o crescimento pessoal se entrelaçam de forma harmoniosa. Ela transforma o relacionamento em um campo fértil para exploração contínua, renovação constante e profunda conexão emocional e espiritual, mantendo viva a chama da paixão e do desejo mútuo ao longo do tempo.

Sexualidade Magnética e Empoderamento Feminino

A Sexualidade Magnética é, em sua essência, uma ferramenta poderosa de empoderamento feminino, desafiando narrativas antiquadas e promovendo uma visão revolucionária da sexualidade da mulher. No cenário atual, onde o movimento #MeToo e a quarta onda do feminismo estão redefinindo as dinâmicas de poder, a Sexualidade Magnética emerge como um catalisador para a autodeterminação sexual. Ela encoraja as mulheres a se apropriarem de sua narrativa sexual, rejeitando rótulos impostos pela sociedade e abraçando uma expressão autêntica e destemida de seus desejos.

Conceitos e movimentos atuais

O conceito de "*bad bitch energy*" encontra uma expressão sofisticada na Sexualidade Magnética. Longe de ser apenas uma atitude externa, essa energia se manifesta como uma confiança inabalável que emana de uma profunda conexão com o próprio poder sexual. Mulheres que cultivam sua Sexualidade Magnética não pedem permissão para ocupar espaço ou expressar sua sensualidade; elas simplesmente existem em sua plenitude, desafiando o male gaze e redefinindo o que significa ser sexy nos próprios termos. Este empoderamento se traduz em todos os aspectos da vida, desde a sala de reuniões até os relacionamentos pessoais, criando um efeito dominó de autoconfiança e assertividade.

Também se alinha perfeitamente com o movimento *body positivity*, promovendo uma celebração radical de todos os tipos de corpos. Ela desconstrói padrões de beleza opressivos, incentivando as mulheres a abraçarem suas "imperfeições" como marcas únicas de sua jornada. Uma mulher que incorpora a Sexualidade Magnética não se esconde atrás de filtros ou padrões irreais; ela flerta com a câmera, mostrando suas estrias, celulites e cicatrizes com orgulho, entendendo que sua sensualidade não está ligada a um ideal físico, mas à energia que ela emana.

O conceito de "*pleasure activism*", popularizado por autoras feministas contemporâneas como *adrienne maree brown*, encontra uma expressão prática na Sexualidade Magnética. Este movimento reconhece a busca pelo prazer sexual como um ato político e revolucionário, especialmente para mulheres cujos corpos e desejos têm sido historicamente controlados e reprimidos. A Sexualidade

Magnética se alinha com esta filosofia, incentivando as mulheres a priorizarem seu próprio prazer e a verem a exploração sexual como um caminho para a cura pessoal e coletiva. Workshops de masturbação feminina, círculos de compartilhamento de fantasias e festivais de arte erótica feminina são exemplos de como este ativismo do prazer está se manifestando no mundo real.

No contexto do ativismo sexual contemporâneo, a Sexualidade Magnética se posiciona como uma força de resistência contra a cultura do *slut-shaming* e do *double standard* sexual. Ela encoraja as mulheres a explorarem e expressarem sua sexualidade sem medo de julgamento, promovendo uma cultura de *sex-positivity* que beneficia todos os gêneros. Uma mulher magneticamente sexual não se intimida diante de rótulos pejorativos; ela os ressignifica, transformando "vadia" em um título de empoderamento, assim como gerações anteriores fizeram com "bruxa".

A interseccionalidade é um aspecto crucial da Sexualidade Magnética no contexto do empoderamento feminino moderno. Ela reconhece e celebra as experiências únicas de mulheres de diferentes raças, etnias, orientações sexuais e identidades de gênero. Uma mulher negra, por exemplo, pode usar sua Sexualidade Magnética para desafiar estereótipos racistas sobre a sexualidade negra, enquanto uma mulher trans pode utilizá-la para afirmar e celebrar sua identidade de gênero. A Sexualidade Magnética se torna, assim, uma ferramenta de resistência e afirmação contra múltiplas formas de opressão.

No âmbito profissional, a Sexualidade Magnética oferece às mulheres uma nova perspectiva sobre poder e liderança. Ela desafia a noção de que a sexualidade feminina deve ser suprimida para ser levada a sério no trabalho. Em vez disso, promove a integração de todas as facetas da feminilidade, incluindo a sensualidade, como fontes de força e carisma profissional. Uma CEO que abraça sua Sexualidade Magnética não teme ser vista como "muito feminina" ou "muito sexy"; ela utiliza sua presença magnética para comandar respeito e inspirar sua equipe, redefinindo o que significa ser uma líder poderosa no século XXI.

Quanto a educação sexual

A educação sexual empoderadora é outro pilar onde a Sexualidade Magnética está fazendo ondas. Ela promove uma abordagem holística para a educação sexual que vai além da prevenção de DSTs e gravidez indesejada, focando também no prazer, consentimento e autoconhecimento. Workshops e círculos de mulheres centrados na Sexualidade Magnética estão criando espaços seguros onde mulheres podem explorar sua sexualidade, compartilhar experiências e aprender umas com as outras, quebrando tabus e construindo uma irmandade sexual poderosa.

Em suma, a Sexualidade Magnética no contexto do empoderamento feminino moderno não é apenas sobre ser desejável; é sobre ser inegavelmente poderosa. É uma revolução silenciosa que está redefinindo o que significa ser uma mulher sexual no mundo contemporâneo. Ela equipa as mulheres com as ferramentas para navegar um mundo ainda marcado por desigualdades de gênero, transformando sua sexualidade de um ponto de vulnerabilidade em uma fonte inesgotável de poder pessoal e influência positiva. Através da Sexualidade Magnética, as mulheres não estão apenas reclamando seus corpos e desejos; estão redefinindo o próprio tecido da sociedade, um ato revolucionário de autoafirmação de cada vez.

O uso das redes sociais e saúde mental

A Sexualidade Magnética também se manifesta como uma forma de "digital empowerment" na era das redes sociais e *dating apps*. Mulheres estão utilizando plataformas como Instagram, TikTok e *OnlyFans* não apenas para expressar sua sensualidade, mas para controlar sua narrativa sexual e, em muitos casos, monetizar sua imagem nos seus próprios termos. Este fenômeno desafia diretamente a exploração tradicional da sexualidade feminina pela mídia masculina, permitindo que as mulheres sejam criadoras e beneficiárias diretas de seu conteúdo sensual. Uma influencer que incorpora a Sexualidade Magnética em sua presença online não é apenas um objeto de desejo, mas uma empresária astuta que entende o valor de sua energia sexual e a utiliza estrategicamente.

A intersecção entre Sexualidade Magnética e saúde mental é outro aspecto crucial do empoderamento feminino moderno. Em uma época onde a ansiedade e a depressão são epidêmicas, especialmente entre mulheres jovens, a Sexualidade Magnética oferece ferramentas para reconexão com o corpo e aumento da autoestima. Práticas como a "*mirror work*" sexual, onde mulheres aprendem a apreciar e afirmar seus corpos nus diante do espelho, estão sendo incorporadas em protocolos terapêuticos progressistas. Estas práticas não apenas melhoram a autoimagem, mas também ajudam a processar traumas sexuais e a construir uma relação mais saudável com o próprio corpo e sexualidade.

No contexto do movimento "*Femtech*", a Sexualidade Magnética está influenciando o desenvolvimento de tecnologias voltadas para a saúde sexual feminina. Apps de tracking de libido, brinquedos sexuais conectados e plataformas de telemedicina focadas em saúde sexual estão sendo criados com uma abordagem mais holística e empoderada da sexualidade feminina. Estas inovações não apenas melhoram a experiência sexual das mulheres, mas também coletam dados valiosos que estão ajudando a preencher a lacuna histórica na pesquisa sobre a sexualidade feminina.

A Sexualidade Magnética também está redefinindo os padrões de beleza e atratividade na indústria da moda e da beleza. Marcas progressistas estão abraçando modelos e influencers que emanam uma sensualidade magnética que transcende os padrões convencionais de idade, tamanho e aparência. Campanhas que celebram a diversidade de corpos, a beleza da idade e a sensualidade em todas as suas formas estão se tornando mais comuns, impulsionadas por consumidoras que buscam representações mais autênticas e empoderadas da sexualidade feminina.

No âmbito dos relacionamentos, a Sexualidade Magnética está promovendo uma revolução silenciosa na dinâmica de poder entre parceiros. Mulheres estão cada vez mais confortáveis em tomar a iniciativa, expressar seus desejos claramente e estabelecer limites firmes. O conceito de "*enthusiastic consent*" encontra uma expressão natural na Sexualidade Magnética, onde a comunicação clara e o respeito mútuo são fundamentais. Isso está levando a relacionamentos mais equitativos e satisfatórios, onde ambos os parceiros se sentem empoderados para expressar e explorar sua sexualidade.

A Sexualidade Magnética também está desempenhando um papel importante na descontração do envelhecimento feminino. Mulheres mais velhas estão rejeitando a noção de que a sensualidade tem prazo de validade, abraçando e celebrando sua sexualidade em todas as fases da vida. Influencers e modelos mais velhos estão ganhando destaque, mostrando que a Sexualidade Magnética pode, na verdade, se intensificar com a idade, alimentada pela confiança e autoconhecimento que vêm com a experiência de vida.

A Sexualidade Magnética está contribuindo para uma redefinição mais ampla do que significa ser uma mulher empoderada no século XXI. Ela rejeita a falsa dicotomia entre ser "sexy" e ser "séria", entre ser desejável e ser respeitável. Em vez disso, promove uma visão integrada da feminilidade, onde inteligência, poder, vulnerabilidade e sensualidade coexistem harmoniosamente. Uma mulher que abraça sua Sexualidade Magnética não se sente obrigada a escolher entre ser uma profissional respeitada, uma parceira amorosa, uma mãe dedicada ou um ser sexual vibrante – ela entende que pode ser todas essas coisas simultaneamente, sem contradição.

No contexto do empoderamento feminino moderno é uma força transformadora que está redefinindo fundamentalmente como as mulheres se veem, se expressam e interagem com o mundo ao seu redor. É uma ferramenta de libertação pessoal e coletiva, permitindo que as mulheres reclamem não apenas seus corpos e sua sexualidade, mas seu poder e lugar na sociedade como um todo. À medida que mais mulheres abraçam e cultivam sua Sexualidade Magnética, estamos testemunhando o surgimento de uma nova era de empoderamento feminino – uma era onde a sexualidade feminina não é uma fonte de vergonha ou vulnerabilidade, mas um manancial de força, criatividade e influência positiva.

Está também desempenhando um papel crucial na desconstrução do "mito da pureza" que há muito tempo oprime as mulheres. Este conceito está ajudando a redefinir a virtude feminina não em termos de castidade ou recato, mas de autenticidade e autoexpressão sexual. Mulheres que abraçam sua Sexualidade Magnética estão rejeitando ativamente a dicotomia "santa/puta" e criando um novo paradigma onde a expressão sexual é vista como uma parte natural e saudável da identidade feminina. Isso está levando a uma mudança cultural mais ampla, onde a história sexual de uma mulher não é mais usada como arma contra ela, seja em relacionamentos pessoais ou na esfera pública.

No contexto do movimento "*sex work is work*", a Sexualidade Magnética oferece uma nova perspectiva sobre a indústria do sexo. Ela promove uma visão do trabalho sexual que é empoderada, consciente e centrada no prazer mútuo, em vez de na exploração. Profissionais do sexo que incorporam princípios da Sexualidade Magnética em seu trabalho estão redefinindo a natureza dessas interações, focando não apenas na satisfação física, mas na criação de experiências transformadoras e de cura para seus clientes. Isso está contribuindo para uma desestigmatização gradual do trabalho sexual e um reconhecimento crescente de seu valor social e terapêutico.

A Sexualidade Magnética também está influenciando o campo da saúde reprodutiva e dos direitos das mulheres. Ao promover uma conexão mais profunda com o próprio corpo e ciclos, ela está capacitando as mulheres a tomarem decisões mais informadas e empoderadas sobre contracepção, fertilidade e planejamento familiar. Métodos de contracepção natural baseados na consciência do ciclo menstrual, por exemplo, estão ganhando popularidade entre mulheres que buscam alternativas aos métodos hormonais. Esta abordagem não é apenas sobre evitar a gravidez, mas sobre desenvolver uma relação mais íntima e respeitosa com o próprio corpo.

No mundo corporativo, a Sexualidade Magnética está desafiando noções antiquadas de liderança e sucesso profissional. Mulheres em posições de poder estão cada vez mais integrando qualidades tradicionalmente associadas à feminilidade e sensualidade em seus estilos de liderança. Isso está resultando em ambientes de trabalho mais colaborativos, criativos e emocionalmente inteligentes. A ideia de que uma mulher precisa adotar características masculinas para ser bem-sucedida está sendo substituída por um modelo de liderança que valoriza a intuição, empatia e carisma sensual como ativos profissionais valiosos.

A intersecção entre Sexualidade Magnética e espiritualidade feminina é outro aspecto fascinante do empoderamento moderno. Práticas como o "yoni yoga", rituais de lua cheia e círculos de mulheres estão ressurgindo, oferecendo espaços sagrados para as mulheres explorarem e celebrarem sua sexualidade em um contexto espiritual. Estas práticas estão ajudando as mulheres a reconectarem-se com antigas tradições de sabedoria feminina, vendo sua sexualidade não apenas como uma fonte de prazer físico, mas como um portal para experiências transcendentes e crescimento espiritual.

No campo da educação, a Sexualidade Magnética está influenciando a forma como ensinamos as jovens sobre seus corpos e sexualidade. Programas de educação sexual estão indo além dos fatos biológicos básicos para incluir discussões sobre prazer, consentimento e expressão sexual saudável. Isso está criando uma geração de mulheres jovens que são mais informadas, confiantes e empoderadas em relação à sua sexualidade desde cedo.

A Sexualidade Magnética também está tendo um impacto significativo na forma como as mulheres abordam o *dating* e os relacionamentos na era digital. Apps de encontros estão sendo redesenhados com uma abordagem mais centrada na mulher, permitindo maior controle sobre as interações e priorizando a segurança e o conforto feminino. Mulheres que incorporam a Sexualidade Magnética em suas vidas estão redefinindo as regras do jogo do *dating*, sendo mais assertivas em suas preferências e expectativas, e menos tolerantes com comportamentos tóxicos ou manipuladores.

No contexto da maternidade, a Sexualidade Magnética está desafiando o tabu em torno da sexualidade das mães. Mulheres estão rejeitando a ideia de que a maternidade e a sensualidade são mutuamente exclusivas, abraçando e celebrando sua sexualidade durante a gravidez, pós-parto e além. Isso está levando a uma visão mais holística da maternidade, onde as necessidades sexuais e sensuais das mães são reconhecidas e valorizadas como parte integral de seu bem-estar geral.

A Sexualidade Magnética também está influenciando a forma como abordamos a cura de traumas sexuais. Terapeutas e profissionais de saúde mental estão incorporando princípios da Sexualidade Magnética em protocolos de tratamento para sobreviventes de abuso sexual, oferecendo um caminho para a reconexão com o próprio corpo e sexualidade de uma maneira que é empoderada e centrada no prazer, em vez de focada apenas no trauma.

A Sexualidade Magnética está contribuindo para uma redefinição mais ampla do feminismo no século XXI. Ela representa uma forma de feminismo que não rejeita a sexualidade ou a feminilidade, mas as abraça como fontes de poder e influência. Este "feminismo sensual" reconhece que a libertação das mulheres não vem da negação de sua sexualidade, mas de sua plena expressão e controle sobre ela.

No contexto do empoderamento feminino moderno a Sexualidade Magnética é uma força multifacetada e transformadora. Ela está redefinindo não apenas como as mulheres se relacionam com sua própria sexualidade, mas como a sociedade como um todo vê e valoriza a sexualidade feminina. À medida que mais mulheres abraçam e cultivam sua Sexualidade Magnética, estamos testemunhando uma mudança de paradigma que promete criar um mundo mais equitativo, sexualmente positivo e emocionalmente saudável para todos os gêneros.

Quebra de Tabus e Estereótipos

Ao desafiar normas sociais restritivas sobre sexualidade feminina e promover uma visão positiva e celebratória da sexualidade feminina, podemos combater o *slut-shaming* e outras formas de opressão sexual, além de encorajar a exploração sexual segura e consensual.

Autonomia Sexual

O desenvolvimento da capacidade de tomar decisões sexuais independentes e o estabelecimento e manutenção de limites sexuais saudáveis, podem promover o prazer feminino como prioridade e empoderamento, na buscar de criar experiências sexuais desejadas para as mulheres.

Liderança Sexual

Ao assumir um papel ativo na iniciação e direção de encontros sexuais a mulher desenvolve habilidades para guiar e ensinar parceiros sexuais, através do uso da Sexualidade Magnética em contextos de liderança não-sexual. Isso é conquistado, inclusive, com mentoria e apoio a outras mulheres em sua jornada de sexualidade magnética.

Alinhamento Energético no contexto da Sexualidade Magnética:

O Alinhamento Energético é um conceito fundamental e uma prática essencial no desenvolvimento da Sexualidade Magnética. Este processo envolve a harmonização e integração dos diversos sistemas energéticos do corpo, mente e espírito, criando um estado de coerência interna que amplifica significativamente o magnetismo pessoal e a potência sexual. Quando adequadamente alinhado, o praticante da Sexualidade Magnética se torna um condutor mais eficiente de energia vital, capaz de gerar, circular e irradiar esta força de maneira mais poderosa e controlada.

O Alinhamento Energético começa com a conscientização e balanceamento dos chakras, os centros energéticos principais do corpo sutil. Cada chakra está associado a aspectos específicos da sexualidade e do magnetismo pessoal. Por exemplo, o chakra raiz está ligado à segurança e enraizamento, fundamentais para uma expressão sexual saudável, enquanto o chakra sacral é o centro da criatividade e prazer sensual. O chakra do coração, por sua vez, é crucial para integrar amor e sexualidade. Trabalhar conscientemente para alinhar e equilibrar estes centros cria uma base sólida para o fluxo harmonioso da energia sexual.

Além dos chakras, o Alinhamento Energético também envolve a harmonização dos meridianos, os canais de energia sutis mapeados pela medicina tradicional chinesa. Na prática da Sexualidade Magnética, dá-se especial atenção aos meridianos que correm ao longo da coluna vertebral – os canais governador e concepção. Estes são fundamentais para a circulação da energia sexual pelo corpo. Técnicas como a Órbita Microcósmica, que envolve a circulação consciente de energia através destes canais, são poderosas ferramentas para o Alinhamento Energético.

Um aspecto crucial do Alinhamento Energético é a integração das polaridades yin e yang dentro do praticante. Na Sexualidade Magnética, reconhece-se que cada indivíduo contém aspectos tanto femininos quanto masculinos, independentemente do gênero físico. O alinhamento dessas energias internas cria um estado de completude e equilíbrio que é magneticamente atraente. Práticas como a visualização da união interna do sol (yang) e da lua (yin), ou exercícios de respiração alternando entre narinas direita e esquerda, podem ajudar a cultivar este equilíbrio interno.

O Alinhamento Energético também se estende além do corpo individual, envolvendo a sintonização com as energias da Terra e do Cosmos. Isto inclui práticas de enraizamento para conectar-se com a energia telúrica da Terra, bem como técnicas de expansão da consciência para alinhar-se com frequências cósmicas mais elevadas. Este alinhamento multidimensional permite que o praticante da Sexualidade Magnética atue como um canal entre o céu e a terra, amplificando significativamente seu campo magnético pessoal.

Uma consideração importante no Alinhamento Energético é a limpeza e manutenção regular do campo energético. Isto envolve práticas de purificação energética, como banhos de sal, *smudging* com ervas sagradas, ou técnicas de visualização para remover bloqueios e energias estagnadas. Um campo energético limpo e alinhado é mais receptivo e responsivo às práticas de

Sexualidade Magnética, permitindo um fluxo mais livre e potente de energia sexual.

O processo de Alinhamento Energético não é um evento único, mas uma prática contínua e evolutiva. À medida que o praticante da Sexualidade Magnética se desenvolve, sua capacidade de perceber e manipular energias sutis também se expande. Isto leva a um ciclo de feedback positivo, onde maior alinhamento leva a maior sensibilidade, que por sua vez permite um alinhamento ainda mais refinado. Com o tempo, o estado de alinhamento torna-se mais natural e sustentado, resultando em uma presença magnética mais consistente e poderosa.

É crucial entender que o verdadeiro Alinhamento Energético na Sexualidade Magnética não é apenas um fenômeno interno, mas se manifesta em todas as áreas da vida do praticante. Relacionamentos, carreira, saúde e expressão criativa todos se beneficiam deste estado de coerência interna. Um indivíduo energeticamente alinhado irradia uma aura de autenticidade, vitalidade e presença magnética que naturalmente atrai experiências e oportunidades alinhadas com seu mais alto potencial.

O Alinhamento Energético é a pedra angular da prática da Sexualidade Magnética. É através deste processo de harmonização interna e externa que o praticante desbloqueia seu pleno potencial sexual e magnético. Ao dedicar-se conscientemente ao Alinhamento Energético, o indivíduo não apenas amplifica sua Sexualidade Magnética, mas embarca em uma jornada de transformação holística que afeta positivamente todos os aspectos de sua existência.

Considerações Importantes

Segurança e Consentimento

A base fundamental de qualquer prática de Sexualidade Magnética é a segurança e o consentimento. Isto se aplica não apenas em interações com parceiros, mas também na relação consigo mesma. É crucial respeitar seus próprios limites físicos, emocionais e energéticos. Antes de embarcar em práticas avançadas, certifique-se de que está em um estado emocional estável e que se sente completamente segura para explorar estes reinos internos. Se estiver trabalhando com um parceiro, estabeleça comunicação clara e contínua, criando um espaço de confiança mútua onde ambos se sintam à vontade para expressar limites, desejos e preocupações.

Preparação e Ambiente

A criação de um ambiente adequado é crucial para práticas de Sexualidade Magnética, especialmente para técnicas avançadas de Expansão Orgástica. Dedique tempo e atenção para criar um espaço sagrado que apoie sua prática. Isso pode incluir limpeza energética do ambiente, uso de incensos ou óleos essenciais, disposição de cristais ou objetos significativos, e garantia de privacidade absoluta. A preparação pessoal também é vital – considere práticas preliminares como meditação, yoga, ou banhos rituais para alinhar sua energia e intenção. Lembre-se, o ambiente externo reflete e influencia seu estado interno, então crie um espaço que verdadeiramente honre a sacralidade de sua prática.

Integração e Aterramento

Após experiências intensas de Expansão Orgástica, é fundamental dedicar tempo adequado para integração e aterramento. Estas práticas podem desencadear liberações emocionais profundas, insights transformadores ou experiências transcendentais que precisam ser processadas e incorporadas em sua vida cotidiana. Técnicas de aterramento como caminhar na natureza, trabalhar com argila, ou simplesmente deitar-se no chão podem ajudar a recentrar sua energia. Manter um diário de suas experiências pode ser uma ferramenta valiosa para reflexão e integração. Considere também a importância de uma dieta nutritiva e sono adequado para apoiar seu sistema nervoso durante este processo de expansão.

Equilíbrio e Moderação

Embora as práticas de Sexualidade Magnética e Expansão Orgástica possam ser profundamente transformadoras, é crucial manter um senso de equilíbrio e moderação. É fácil ficar "viciada" nas sensações intensas e estados alterados que estas práticas podem proporcionar. No entanto, é importante lembrar que o objetivo final é integrar estas experiências em uma vida plena e equilibrada, não escapar da realidade cotidiana. Estabeleça uma prática regular, mas não excessiva. Esteja atenta a sinais de que possa estar usando estas técnicas como uma forma de evitar lidar com questões emocionais ou responsabilidades práticas.

Suporte e Orientação

Embarcar na jornada da Sexualidade Magnética, especialmente em suas formas mais avançadas, pode ser um processo intenso e, às vezes, desafiador. Não hesite em buscar suporte e orientação quando necessário. Isso pode vir na forma de um mentor experiente, um terapeuta compreensivo em relação a práticas espirituais e sexuais, ou um círculo de praticantes de confiança. Ter um sistema de apoio pode proporcionar orientação valiosa, validação de experiências e um espaço seguro para processar descobertas e desafios que possam surgir.

Ética e Responsabilidade

À medida que você desenvolve sua Sexualidade Magnética, é provável que note um aumento em seu magnetismo pessoal e na capacidade de influenciar os outros. Com este poder vem uma grande responsabilidade. É crucial desenvolver um forte código ético pessoal e estar constantemente vigilante quanto ao uso ético de sua energia sexual aumentada. Isto inclui ser consciente dos desequilíbrios de poder em relacionamentos, respeitar rigorosamente os limites dos outros, e usar seu magnetismo para elevar e empoderar, nunca para manipular ou explorar.

Continuidade da Educação e Autorreflexão

O campo da Sexualidade Magnética é vasto e em constante evolução. Comprometa-se com a educação contínua, explorando diferentes tradições, técnicas e perspectivas. Ao mesmo tempo, desenvolva uma prática robusta de autorreflexão. Questione regularmente suas motivações, examine seus padrões e crenças em torno da sexualidade, e esteja aberta para desafiar e evoluir suas próprias percepções. A verdadeira mestria na Sexualidade Magnética vem não apenas da prática de técnicas, mas de um profundo autoconhecimento e uma disposição contínua para crescer e evoluir.

Respeito pela Diversidade

Reconheça e honre que cada indivíduo terá uma jornada única com a Sexualidade Magnética. O que funciona para você pode não funcionar para outros, e vice-versa. Cultive um respeito profundo pela diversidade de expressões sexuais e caminhos espirituais. Evite a armadilha de pensar que sua forma de praticar é a única ou a melhor maneira. Em vez disso, mantenha uma mente aberta e uma atitude de aprendizado contínuo, reconhecendo que cada pessoa que você encontra tem o potencial de lhe ensinar algo novo sobre a vasta paisagem da sexualidade e espiritualidade.

Estas considerações formam uma base ética e prática sólida para a exploração segura e enriquecedora da Sexualidade Magnética. Ao mantê-las em mente, você cria um alicerce forte para uma jornada de descoberta e transformação que é não apenas pessoalmente gratificante, mas também benéfica para todos ao seu redor.

Ética e Responsabilidade na Sexualidade Magnética

Desafios e Considerações Éticas

À medida que se desenvolve uma Sexualidade Magnética poderosa, surgem desafios e considerações éticas importantes que precisam ser consideradas e tratadas com total respeito. Essas considerações éticas são fundamentais para garantir que este poderoso atributo seja utilizado de maneira responsável e benéfica para todos os envolvidos.

Um dos principais desafios reside na manutenção de um equilíbrio delicado entre a expressão autêntica da própria sexualidade e o respeito pelos limites e sensibilidades dos outros. O primeiro e mais crucial aspecto ético é o respeito incondicional pelo consentimento e autonomia dos outros. Uma pessoa com Sexualidade Magnética desenvolvida deve estar constantemente atenta ao impacto que sua presença e ações têm sobre os demais, assegurando-se de que suas interações sejam sempre baseadas em consentimento mútuo e entusiástico. Isto implica em uma comunicação clara e honesta sobre intenções e expectativas, evitando qualquer forma de manipulação ou coerção sutil que possa surgir do uso inconsciente deste poder de atração.

Além disso, é essencial manter um equilíbrio saudável entre a expressão da própria sexualidade e o respeito pelos limites e valores dos outros, reconhecendo que nem todos estarão preparados ou dispostos a engajar-se no mesmo nível de intensidade sexual ou emocional. Indivíduos com uma forte presença magnética frequentemente se deparam com o dilema de como navegar situações sociais e profissionais sem inadvertidamente criar desconforto ou mal-entendidos. Isto exige um alto grau de inteligência emocional e consciência situacional, bem como a capacidade de modular a própria energia sexual de acordo com o contexto. Além disso, há o desafio de lidar com as projeções e expectativas dos outros, que podem atribuir intenções ou características que não necessariamente refletem a realidade interna da pessoa magnética. Isto pode levar a situações complexas onde é necessário estabelecer limites claros sem diminuir a própria essência ou autenticidade.

As considerações éticas, por sua vez, formam a espinha dorsal de uma Sexualidade Magnética responsável e benéfica. O princípio fundamental é o respeito absoluto pelo consentimento e autonomia dos outros, o que implica em uma comunicação clara, honesta e contínua em todas as interações. É imperativo que uma pessoa com forte magnetismo sexual esteja constantemente atenta ao impacto que sua presença e ações têm sobre os demais, evitando qualquer forma de manipulação ou coerção sutil. Isto inclui ser consciente das dinâmicas de poder que podem surgir em diferentes contextos, especialmente quando há disparidades de idade, posição social ou autoridade. Uma consideração ética crucial é o compromisso com o uso desta energia para o crescimento e benefício mútuo, não apenas para gratificação pessoal. Isto pode se manifestar através do uso consciente do magnetismo sexual para inspirar, elevar e empoderar os outros, seja em contextos íntimos, profissionais ou sociais. Finalmente, é vital manter um processo contínuo de autorreflexão e abertura ao feedback, reconhecendo que o desenvolvimento da Sexualidade Magnética é uma jornada de aprendizado constante que requer humildade e disposição para crescer e se adaptar eticamente.

Outro aspecto ético crucial da Sexualidade Magnética é o compromisso com a autenticidade e integridade pessoal. Isto significa que o desenvolvimento e expressão desta qualidade devem estar alinhados com os valores e crenças fundamentais do indivíduo, evitando a adoção de personas ou comportamentos que não refletem o verdadeiro self. A Sexualidade Magnética ética também implica em uma responsabilidade de usar este "dom" para o crescimento e benefício mútuo, não apenas para gratificação pessoal. Isso pode se manifestar através do uso consciente desta energia para inspirar, elevar e empoderar os outros, seja em contextos íntimos, profissionais ou sociais. Finalmente, é vital reconhecer e respeitar as dinâmicas de poder que podem surgir em interações carregadas de magnetismo sexual, especialmente em situações onde existem diferenças significativas de idade, posição social ou autoridade. Uma pessoa eticamente consciente de sua Sexualidade Magnética deve estar sempre vigilante para não abusar deste poder, mantendo-se aberta ao feedback e à autorreflexão constante para garantir que suas ações continuem alinhadas com princípios éticos sólidos.

Responsabilidade do Poder

A compreensão do impacto da Sexualidade Magnética em outras pessoas é um aspecto crucial para quem desenvolve e manifesta esta qualidade poderosa. Indivíduos com uma forte presença magnética sexual exercem uma influência significativa sobre aqueles ao seu redor, muitas vezes sem perceber a extensão total de seu efeito. Esta influência pode se manifestar de diversas formas: desde uma simples atração física intensificada até uma profunda ressonância emocional e energética que pode alterar significativamente o estado mental e emocional dos outros. As pessoas podem se sentir mais vitalizadas, inspiradas e confiantes na presença de alguém com Sexualidade Magnética desenvolvida, ou, por outro lado, podem experimentar sentimentos de vulnerabilidade, insegurança ou até mesmo obsessão.

É essencial que o portador desta qualidade desenvolva uma aguda consciência destes efeitos potenciais, observando atentamente as reações verbais e não-verbais das pessoas em sua órbita, e ajustando sua energia e comportamento de acordo com o contexto e as necessidades dos outros. Esta compreensão profunda traz consigo uma imensa responsabilidade e um poder considerável. O poder reside na capacidade de influenciar profundamente as emoções, pensamentos e até mesmo as ações dos outros, muitas vezes de maneiras sutis e não explícitas.

Com este poder vem a responsabilidade ética de utilizá-lo de forma consciente e benéfica. Isto implica em um compromisso contínuo com a autorreflexão e o crescimento pessoal, assegurando que o uso da Sexualidade Magnética esteja sempre alinhado com valores éticos sólidos e com o bem-estar dos outros. A responsabilidade também se estende à proteção daqueles que podem ser mais vulneráveis aos efeitos desta energia, seja por inexperiência, estado emocional ou desequilíbrios de poder.

O portador de uma forte Sexualidade Magnética deve estar preparado para estabelecer limites claros, oferecer orientação quando apropriado, e até mesmo refrear sua expressão em situações onde ela possa ser prejudicial ou mal interpretada. Em última análise, o verdadeiro domínio da Sexualidade Magnética não está apenas em sua expressão poderosa, mas na sabedoria de saber quando e como utilizá-la de maneira que eleve e beneficie todos os envolvidos, contribuindo para interações mais ricas, autênticas e mutuamente empoderadoras. É fundamental abordar a ética e a responsabilidade ao desenvolver e utilizar a Sexualidade Magnética:

Consentimento e Respeito

A Importância do consentimento entusiástico em todas as interações sexuais e o respeito pelos limites e desejos dos outros. A comunicação clara e honesta sobre intenções e expectativas e o reconhecimento da responsabilidade que vem com o aumento do poder de atração.

Autenticidade e Integridade

Manter-se fiel a si mesma ao desenvolver a Sexualidade Magnética. Evitar manipulação ou uso indevido do poder sexual. Alinhamento entre valores pessoais e expressão sexual e a prática da vulnerabilidade autêntica como parte da Sexualidade Magnética.

Palavras finais

Ao chegarmos ao final desta jornada de descoberta e transformação, meu coração se enche de gratidão e esperança. Gratidão por você, querida leitora, que teve a coragem de embarcar nesta exploração profunda da Sexualidade Magnética Feminina. E esperança pelo potencial de mudança que agora reside em suas mãos.

"A Alquimia da Sexualidade Magnética Feminina" não é apenas um livro; é um convite para uma revolução pessoal e coletiva. Através destas páginas, exploramos os recantos mais íntimos de nossa sexualidade, desafiamos crenças limitantes e despertamos um poder que talvez nem soubéssemos que possuíamos. Mas o verdadeiro trabalho começa agora, na aplicação diária destes ensinamentos em sua vida.

Lembre-se, a jornada da Sexualidade Magnética é contínua e profundamente pessoal. Não há um destino final, apenas uma evolução constante. Seja paciente e gentil consigo mesma enquanto integra estas práticas em sua vida. Celebre cada pequeno progresso, cada insight, cada momento de conexão mais profunda consigo mesma ou com um parceiro.

Vou deixar aqui algumas dicas finais para sua jornada contínua.

Pratique regularmente: Escolha as técnicas que mais ressoaram com você e incorpore-as em sua rotina diária. A consistência é a chave para resultados duradouros.

Mantenha um diário: Registre suas experiências, insights e desafios. Este registro será inestimável em sua jornada de autoconhecimento.

Encontre uma comunidade de apoio: Conecte-se com outras mulheres em jornadas similares. O compartilhamento e o apoio mútuo podem ser profundamente enriquecedores.

Participe de mentorias: aproveite a oportunidade de aprender com facilitadoras e orientadoras que estarão com você nessa trajetória de crescimento e evolução.

Continue aprendendo: Este livro é apenas o começo. Continue explorando, lendo e participando de workshops para aprofundar seu conhecimento.

Confie em sua intuição: Você é a maior especialista em seu próprio corpo e sexualidade. Confie em sua sabedoria interna.

Seja compassiva: Haverá altos e baixos nesta jornada. Trate-se com a mesma compaixão que ofereceria a uma amiga querida.

Celebre sua sexualidade: Lembre-se de que sua sexualidade é um dom sagrado. Celebre-a, honre-a e permita que ela seja uma fonte de alegria e poder em sua vida.

Gostaria de expressar minha profunda gratidão a todas as mulheres que compartilharam suas histórias, desafios e triunfos comigo ao longo dos anos. Suas experiências e coragem moldaram este livro e continuam a inspirar meu trabalho diariamente.

Um agradecimento especial à minha família, por seu apoio inabalável, e à minha equipe, cuja dedicação tornou este projeto possível. Sou eternamente grata aos meus mentores e professores, que me guiaram em minha própria jornada de cura e descoberta.

Por fim, agradeço a você, querida leitora. Sua disposição para explorar, crescer e transformar-se é o que dá vida a estas palavras. Você carrega dentro de si um poder incrível - o poder de curar, de criar, de transformar não apenas sua própria vida, mas o mundo ao seu redor.

Que este livro seja um catalisador para despertar a deusa dentro de você. Que sua sexualidade magnética brilhe como um farol, inspirando e elevando todos ao seu redor. E que você continue a crescer, a amar e a viver com paixão e propósito.

Lembre-se sempre: você é magnética, poderosa e infinitamente preciosa. O mundo está esperando pela luz única que só você pode irradiar.

Com amor e gratidão,

Risolene Costard

Glossário

Akáshico: Registros Akáshicos são um compêndio de todos os eventos, pensamentos, emoções, palavras e intenções que já ocorreram, estão ocorrendo ou ocorrerão no futuro, de todas as formas de vida e entidades, não apenas humanas.

Alquimia: é uma prática que envolve a manipulação de metais e que mistura diversas ciências, como química, filosofia e misticismo. A palavra "alquimia" vem do árabe al-kimia, que significa "pedra filosofal", e do grego khumeía, que significa "fusão de metais".

Arquétipo: é um conceito que representa o primeiro modelo de algo, protótipo, ou antigas impressões sobre algo. É explorado em diversos campos de estudo, como a filosofia, psicologia e a narratologia.

Bad bitch energy: é um termo usado para mostrar como você se sente. É ter confiança e irradiar um comportamento atraente. Ter energia de "*bad bitch*" é assexuado, então é para todos. É ser bonita sem que a aparência seja sempre um fator.

Body positivity: é um movimento social que incentiva a aceitação do corpo e o amor próprio, independentemente de qualquer padrão estético. O termo significa "positividade corporal" ou "corpo positivo" em português

Carisma sexual: pode ser entendido como uma qualidade interior que se manifesta através da energia sexual e que pode excitar os outros.

Chakra: são centros energéticos do corpo humano que estão alinhados ao longo da coluna vertebral, desde a base até o topo da cabeça. A palavra chakra significa "roda" em sânscrito e eles estão em constante movimento.

Dating apps: ou aplicativos de relacionamento, são plataformas que facilitam o processo de conhecer pessoas e encontrar um par.

Double standard sexual: duplo padrão sexual (DSS) é um preconceito de gênero que ocorre quando comportamentos sexuais semelhantes são avaliados de forma diferente dependendo de quem os pratica, se homem ou mulher. O DSS é um conceito que dita quais comportamentos sexuais são considerados desejáveis para homens e mulheres, sendo geralmente restritivo em relação à sexualidade feminina e promotor da sexualidade masculina.

Enthusiastic consent: é um modelo mais recente para entender o consentimento que se foca na expressão positiva do consentimento.

Erótica: relativo ao erotismo; que provoca amor ou desejo sexual.

Erotismo: é o estímulo sexual sem apresentar o sexo de forma explícita, que é o que diferencia de pornografia. O erotismo designa, de modo geral, não apenas um estado de excitação sexual, mas também a exaltação do sexo no âmbito das artes, como na literatura e na pintura.

Êxtase: estado de quem se encontra como que transportado para fora de si e do mundo sensível, por efeito de exaltação mística ou de sentimentos muito intensos de alegria, prazer, admiração, temor reverente etc.

Femtech: é um termo que se refere a *startups* que criam produtos e serviços para mulheres, principalmente na área da saúde. O termo combina empreendedorismo feminino e tecnologia.

Flow: ou estado de fluxo, é um estado mental em que a pessoa se sente totalmente envolvida e concentrada em uma atividade, perdendo a noção de tempo e espaço. É um conceito da psicologia positiva que pode ser benéfico para a produtividade e o bem-estar.

Journaling erótico: é uma técnica de escrever diariamente sobre pensamentos, desejos, medos e objetivos, em um caderno ou em um documento no computador. Pode ser uma ferramenta terapêutica e criativa, que ajuda a desenvolver autoconhecimento e a melhorar a saúde física e emocional.

Kegel: Os exercícios de Kegel são um conjunto de atividades que fortalecem os músculos do assoalho pélvico, também conhecidos como "músculos de Kegel". O nome faz referência ao ginecologista Arnold Kegel, que os detalhou pela primeira vez em 1948.

Kundalini: é uma energia adormecida que, segundo a tradição, está localizada na base da coluna vertebral, no primeiro chakra. A palavra tem origem no sânscrito e significa "serpente enrolada".

Magnetismo: é um fenômeno físico que explica a atração e repulsão entre materiais que possuem propriedades magnéticas, como ímãs e metais. O corpo humano também possui minúsculos campos magnéticos que estabilizam as moléculas. O magnetismo sexual é uma técnica que se baseia nos conceitos de magnetismo de Franz Anton Mesmer e na manipulação da Kundalini.

Merkaba: é um símbolo sagrado que representa um veículo de luz, formado por formas geométricas, que pode transportar a consciência para além do plano físico. A palavra Merkaba é composta por três palavras egípcias: Mer (luz), Ka (espírito) e Ba (corpo).

Mindfulness: é uma prática que consiste em estar completamente focado no momento presente, sem julgamentos, e é também conhecida como atenção plena.

Mindset: é um conceito que se refere à mentalidade de uma pessoa, ou seja, à forma como ela interpreta a vida e toma decisões. É a partir do mindset que se definem os pensamentos, comportamentos e atitudes de uma pessoa, e como ela reage a desafios, sucessos e fracassos.

Mirror work: é uma prática de auto-comunicação e auto-aceitação que consiste em olhar-se no espelho e repetir afirmações positivas ou verdades sobre si próprio. Louise Hay considerava o mirror work um método favorito para desenvolver uma relação mais profunda consigo própria e levar uma vida mais pacífica e significativa.

Orgasmo: é uma sensação de prazer que pode ser atingida durante a atividade sexual e que está associada a uma série de alterações no corpo.

Orgástica: relativo ao orgasmo, ao mais alto grau de satisfação sexual; orgasmático.

Pleasure activism: A Política de Sentir-se Bem, criada e defendida por Adrienne Maree Brown.

Quântico: diz respeito a um sistema físico cujas grandezas físicas observáveis assumem valores discretos. O ser quântico é o ser como formado pela relação entre mente e corpo mutuamente criativos, que se inter-relaciona com tudo o que existe e que é uno.

Rapport: é uma técnica que permite criar uma relação empática e harmoniosa entre pessoas, por meio de ações que visam a compreensão e o conhecimento do outro. A palavra vem do francês rapporter, que significa "trazer de volta" ou "criar uma relação".

Resiliência: a capacidade de se recobrar facilmente ou se adaptar à má sorte ou às mudanças.

Self: indivíduo, tal como se revela e se conhece, representado em sua própria consciência.

Sex work is work: é uma expressão que enfatiza o trabalho e as implicações econômicas do sexo como uma atividade laboral. é preferido por muitas pessoas que vendem serviços sexuais, pois reconhece que a atividade é um trabalho, ao contrário de "prostituição", que tem conotações de criminalidade e imoralidade.

Sex-positivity: O movimento sexo-positivo é um movimento social e filosófico que busca mudar atitudes e normas culturais em torno da sexualidade, promovendo o reconhecimento da sexualidade como parte natural e saudável da vivência humana, enfatizando a importância da soberania pessoal, práticas sexuais mais seguras e sexo consensual.

Slut-shaming: de acordo com Emily Poole, jurista norte-americana, o termo significa "envergonhar e/ou atacar uma mulher (...) por ser sexual, ter um ou mais parceiros sexuais, reconhecer sentimentos sexuais e/ou agir de acordo com sentimentos sexuais". Na tradução literal, significa "envergonhar vadias".

Smudging: é uma cerimônia que utiliza a fumaça de ervas queimadas para purificar um espaço. É uma tradição tribal dos índios norte-americanos que há séculos é usada para criar harmonia e paz.

Taoísmo: é uma religião e filosofia de origem chinesa que se baseia no conceito de Tao, uma força motriz que representa a ordem natural do universo. A palavra "Tao" significa "caminho" ou "princípio" no chinês, e para os taoístas representa a sabedoria do universo e a força que deve guiar a vida.

Yoni: é uma palavra sânscrita que pode ser traduzida como "útero" ou "vagina". Na tradição do hinduísmo e do tantra, o Yoni é considerado um símbolo sagrado da energia feminina e da criação. É um conceito que vai além do aspecto físico do órgão sexual feminino, abrangendo também a esfera espiritual e emocional da mulher.

www.ingramcontent.com/pod-product-compliance
Lightning Source LLC
LaVergne TN
LVHW091216150826
845672LV00005B/1385

* 9 7 8 6 5 0 1 1 5 6 7 1 2 *